Hausmittel

Hausmittel

Die sanfte Heilkraft der Natur

garant

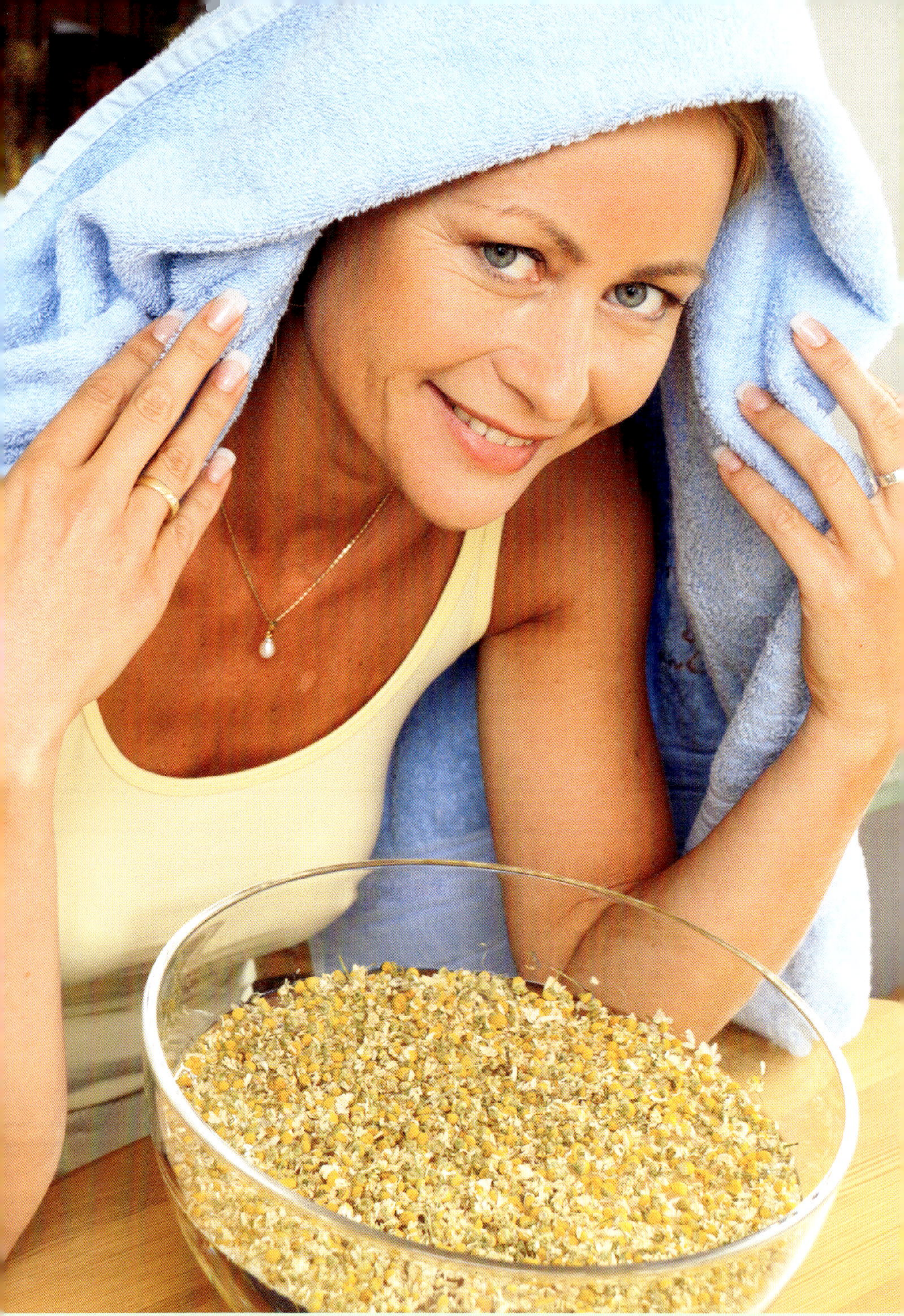

Inhalt

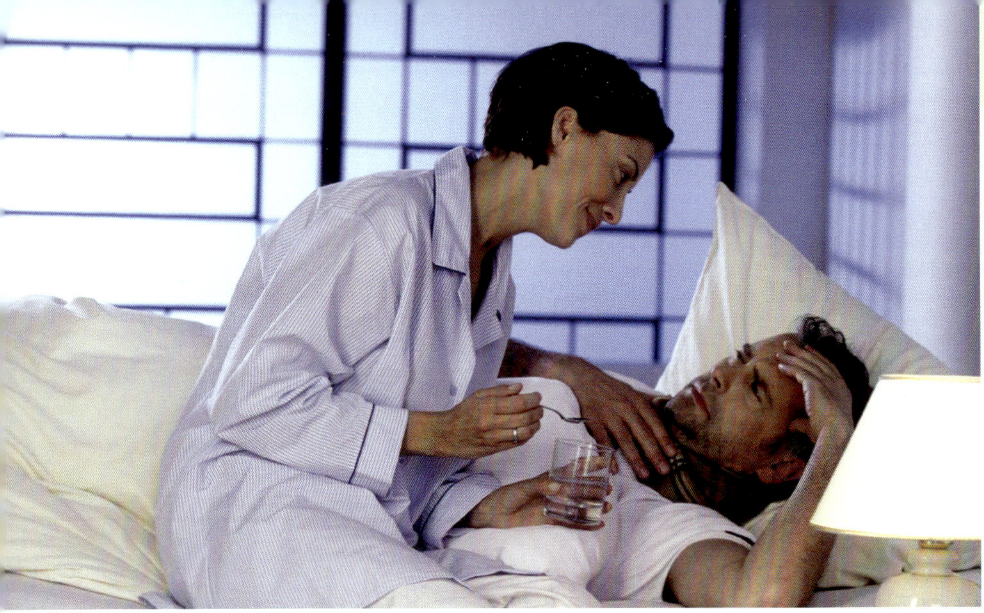

Effektive Selbsthilfe

Gerade in der heutigen Zeit, in der sich viele auf traditionell überliefertes Wissen zurückbesinnen, haben Großmutters alte Hausmittel wieder Hochkonjunktur. Vor allem in puncto Gesundheit werden sanfte Heilmethoden immer wichtiger.

Als Hausmittel bezeichnet man alle Methoden oder Arzneien, die ohne professionelle Hilfe genutzt werden können. Meist werden die Rezepte im Privatbereich, oft familiär und über Generationen hinweg, überliefert. Es handelt sich häufig um natürliche Mittel für verschiedene Zwecke mit einfachen Zutaten, die man in vielen Haushalten vorfindet und ohne großen Aufwand selbst herstellen kann. Zu den hierzu verwendeten Zutaten gehören z. B. Heilpflanzen, Gewürze und bestimmte Lebensmittel wie Salz oder Honig. Viele dieser Mittel werden auch in der Pflanzen- oder Naturheilkunde verwendet. Das sind z. B. Tees, Tinkturen, Salben, Bäder oder Wickel. Aber auch Güsse und Waschungen gehören dazu.

Vor allem bei leichten Erkrankungen und kleinen Alltagsbeschwerden wie Erkältung, Kopfweh oder Übelkeit sind chemische Medikamente oft nicht

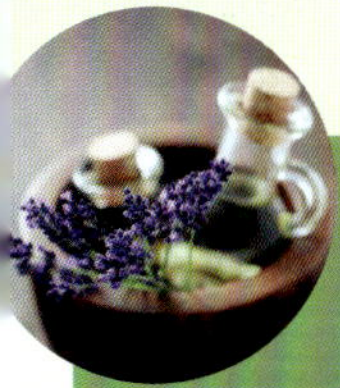

Die Wirkung der Pflanzen

Pflanzen enthalten eine Vielzahl von Inhaltsstoffen, die sich z. B. medizinisch verwenden lassen, aber auch Blumen, Obst und Gemüse im Garten stärken, Pflanzenkrankheiten vorbeugen und gegen Schädlinge helfen oder sich im Haushalt verwenden lassen (z. B. Zitronensäure als Kalklöser). Heilpflanzen sind Pflanzen, die eine gesundheitliche Wirkung aufweisen. Prinzipiell können alle Teile einer Pflanze zu Heilmitteln verarbeitet werden, etwa Rinden, Blüten, Blätter, Knollen, Stängel, Wurzeln, Saft oder Samen.

nötig und man kann die Beschwerden ebenso wirksam mit Hausmitteln behandeln. Sie wirken z. B. vorbeugend, lindern die Symptome von Erkrankungen und fördern die Heilung.
Dies lässt sich auch auf nicht professionelle Methoden oder selbst hergestellte Mittel übertragen, die nicht dem medizinischen Bereich zuzuordnen sind. So gibt es auch für den Haushalt oder den Garten verschiedene überlieferte und bewährte Rezepturen, die man leicht selbst herstellen und verwenden kann, ohne auf künstliche, fertige Mittel zurückgreifen zu müssen.

Geschichte der Hausmittel

Für viele Hausmittel spricht eine jahrhundertelange Tradition. Mittel, die im Lauf der Zeit erprobt wurden, sich aber als wirkungslos oder schädlich herausstellten, wurden dabei wieder verworfen. Aber auch neue, wirksame Methoden kamen stetig hinzu.

Uraltes Wissen

Seit jeher werden Pflanzen als Nahrungsmittel, als Baumaterial, Brennstoff sowie für Werkzeuge, Farben und Kleidungsstücke, aber auch medizinisch genutzt. Pflanzliche und natürliche Heilmittel gehören zu den ältesten Gesundheitsanwendungen. Ihr Ursprung geht auf die Anfänge

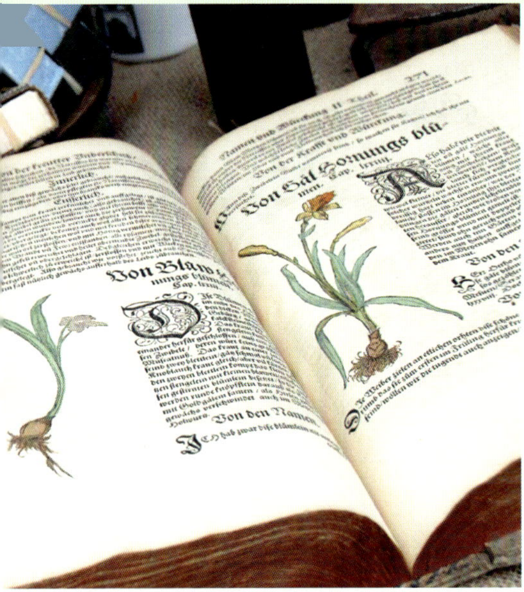

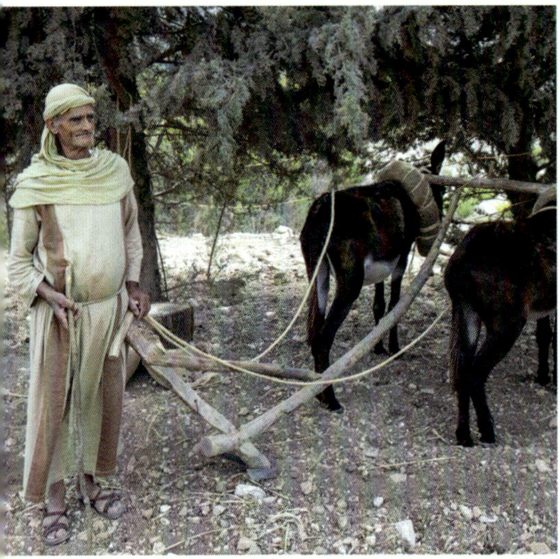

der Menschheitsgeschichte zurück. Schon die Jäger und Sammler der Jungsteinzeit nutzten die Heilwirkung von Pflanzen. So fand man beispielsweise bei der ca. 5300 Jahre alten Gletschermumie „Ötzi“ Birkenporlinge, die unter anderem bei Magen-Darm-Erkrankungen helfen.

Die alten Kulturen entdeckten nach und nach die Wirkungsweisen der jeweils heimischen Pflanzenwelt und entwickelten eine jeweils spezifische Tradition der Volksheilkunde. Medizinmänner, Heiler und Schamanen, besonders auch die Frauen vieler Völkerstämme, überlieferten mündlich ihr Wissen.

Mit Ackerbau und Viehzucht begannen sich die Menschen auch Gedanken darüber zu machen, wie sie die Pflanzen und Tiere gesund und kräftig halten und für mehr Ertrag sorgen konnten. Je mehr Erfahrung die Menschen darin sammelten, desto mehr Entdeckungen wurden auch in diesen Bereichen gemacht. So nutzten Bauern z. B. schon in der Antike Salbeiauszüge, um Kohlweißlinge von Kohlbeeten fernzuhalten. Schon 450 v Chr. verwendete man Lauchsaft als Beizmittel, Ägypter, Griechen und Römer nutzten Zwiebelsud, Zypressensaft, Asche und Oliventrester, um Saatgut zu desinfizieren. Da es noch keine industriell gefertigten, chemischen Produkte gab, machten sich die Menschen auch im Haushalt und für die Körperpflege die Eigenschaften pflanzlicher Mittel, wie etwa dufterzeugende, antibakterielle oder pilzhemmende Wirkungen, zunutze.

Die Kräuterheilkunde alter Kulturen

In den alten Hochkulturen der Ägypter, Inder und Chinesen finden sich zahlreiche Hinweise auf die medizinische Verwendung von Heilpflanzen. So führten etwa die Inder schon um 7000 bis 6000 v. Chr. Zahnbehandlungen durch, indem sie kleine Löcher in erkrankte Zähne bohrten und diese mit Pflanzenpasten oder Ähnlichem füllten. Die Chinesen schätzten schon etwa 3000 v. Chr. die Heilwirkung von Kräutern. Sie verwendeten z. B. Teezubereitungen und Kräuterölmassagen. Auch der im 16. vorchristlichen Jahrhundert in Ägypten verfasste „Papyrus Ebers“ weist auf die Verwendung von Heilkräutern zur gesundheitlichen Behandlung hin, die zudem gezielt zu diesem Zweck angebaut wurden. Und auch die Medizinmänner der Indianerstämme Nordamerikas nutzten Kräuteranwendungen wie z. B. Räucherzeremonien mit Heilkräutern.

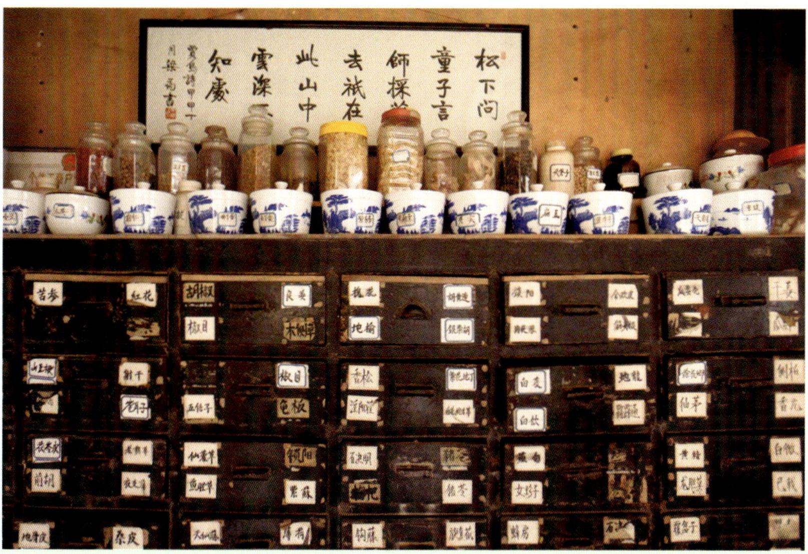

Europäische Tradition

Wurden in frühen Kulturen noch überirdische Einflüsse wie Geister, Dämonen, strafende Götter, Sünden oder Verzauberung durch Feinde als Krankheitsursache angenommen, sah man später in der indischen und chinesischen Heilkunde vermehrt ein Ungleichgewicht verschiedener Energien im Körper als krankheitsauslösende Ursache. Heilpflanzen wurden eingesetzt, um dieses Gleichgewicht wiederherzustellen.
Diese Philosophie wurde auch von den alten Griechen übernommen. Zudem vermutet man, dass der griechische Arzt Hippokrates (ca. 460–370 v. Chr.), der als Begründer der modernen Medizin gilt, im ersten Jahrhundert n. Chr. einige Arzneien und Rezepte aus der indischen Heiltradition übernahm.
Im Mittelalter waren es vor allem Mönche und Nonnen wie die Äbtissin Hildegard von Bingen (1098–1179), die sich mit der Wirkung von Heilpflanzen beschäftigten und die Schriften der antiken griechischen Ärzte kopierten. Sie katalogisierten die Pflanzen und ihre Anwendungen in Kräuterbüchern und bauten sie in ihren Klostergärten an.
Zudem kamen durch die Kreuzzüge Einflüsse der orientalischen Heilkunst – etwa durch die Schriften des arabischen Arztes Ibn Sina (Avicenna) (um 980–1937) – nach Europa. In Salerno wurde zudem die erste medizinische Fakultät Europas gegründet.

Heilen als Privatsache

Neben Kloster- und Universitätswissen sowie heilkundigen Kräuterfrauen gab es auch die Laienmediziner in den Privathaushalten, die keinen Zugang zum gelehrten Wissen ihrer Zeit hatten. Die Frau des Hauses war im privaten Bereich für das Wohlergehen der ganzen Familie verantwortlich. Sie kochte, kümmerte sich um Garten und Tiere, erledigte den Haushalt und sorgte nicht zuletzt auch für die Gesundheit der Familienmitglieder. Da es zudem noch keine großen Mengen an Fertigarzneimitteln in Apothe-

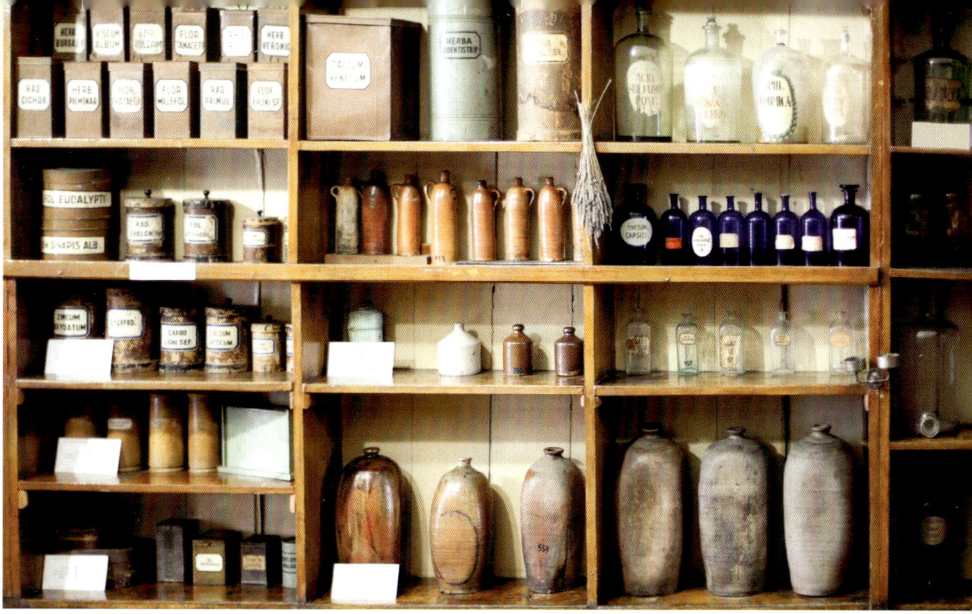

ken zu kaufen gab, lag die Behandlung kleinerer Wehwehchen mit Wickeln, Tees, Bädern und anderen Methoden meist in der Hand der Frau. Die Mittel hierzu gaben oftmals der Garten und die Natur her. Zwar wurden die fahrenden Arzneimittelhändler des Mittelalters mit der massenhaften Verbreitung von Seuchen im Lauf des 14. Jahrhunderts immer öfter ortsansässig, doch auch noch im 15. Jahrhundert kam es immer wieder zu Versorgungsproblemen. Da die medizinische Behandlung noch Jahrhunderte später oftmals teuer war sowie vor allem in ländlichen Gegenden häufig nicht flächendeckend gewährleistet werden konnte, bestand die Selbstbehandlung mit traditionellen Hausmitteln vor allem bei leichten Beschwerden jahrhundertelang fort.

Rückbesinnung auf alte Traditionen

Mit dem wissenschaftlichen Aufschwung im 17. und 18. Jahrhundert wurden die Apotheken verstärkt zu Orten der Forschung. Neue Entdeckungen in der chemischen Arzneimittelherstellung drängten die schließlich als altmodisch und überkommen angesehene Volksmedizin in der Folgezeit immer mehr in den Hintergrund. Erst Ende des 19. Jahrhunderts, als die

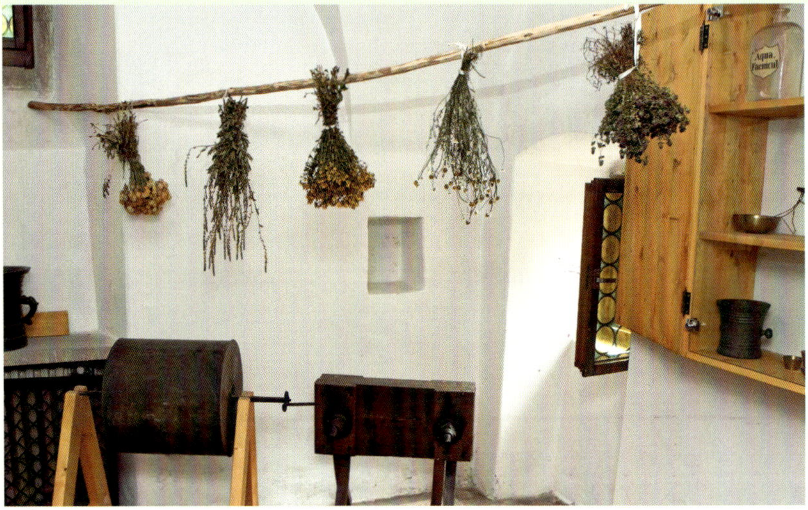

Pharmaindustrie die Volksheilkunde mehr und mehr zu verdrängen drohte, fand hierzulande eine Rückbesinnung auf überliefertes Wissen statt. Zu den Wegbereitern der modernen Heilpflanzentherapie gehörten der Schweizer Priester Johann Künzle (1857–1945) und der deutsche Pfarrer Sebastian Kneipp (1821–1897).

Hausmittel heute

Vor allem in wirtschaftlich schweren Zeiten greifen die Menschen vermehrt zur Selbstbehandlung mit Hausmitteln und zu selbst gemachten Mitteln für Schönheit, Haushalt und Garten. Viele Großmütter kennen diese Tricks und Kniffe, aus einfachen Mitteln viel zu machen, noch aus Kriegszeiten.

Trotz der allgemeinen Verfügbarkeit von Fertigarzneien, flächendeckender ärztlicher Versorgung sowie Kosmetika, Düngern, Schädlingsbekämpfungsmitteln, Reinigungs- und Putzmitteln in Supermärkten, Drogerien und anderen Geschäften ist der Gedanke der Selbstversorgung aktueller denn je. Neben kostenbewusstem Denken sind auch Umweltbewusstsein und Zeitmangel für dieses Umdenken verantwortlich.

Möglichkeiten und Grenzen

Allein die Tatsache, dass sich die Tradition der Hausmittelherstellung und -verwendung bis heute bewahrt hat, beweist ihre Wirksamkeit. Zwar geht sicher auch hier so manches auf die Rechnung des sogenannten Placeboeffekts – also einer positiven Veränderung der Befindlichkeit, die auch ohne medizinisch wirksame Inhaltsstoffe eintreten würde –, doch das ist bei vielen Medikamenten der Pharmaindustrie genauso der Fall.

Viele Vorteile

Hausmittel bieten viele Vorteile. Sie sind kostengünstig erhältlich oder teilweise sogar kostenlos in der Natur zu finden. Diese Mittel können Sie für die eigene Gesundheit und Ihren Haushalt anwenden und machen sich somit unabhängig von fremder Hilfe und fertigen Produkten. Mit selbst hergestellten Heilmitteln können Sie aber auch andere umsorgen. Durch die Zubereitung und Anwendung zu Hause merkt der Betroffene, dass man sich um ihn kümmert, wobei die körpereigenen Selbstheilungskräfte angeregt werden. Zudem können auch Ärzte bei vielen kleineren Beschwerden wie Verspannungen, Halsweh oder Erkältungen meist nicht viel mehr tun als zum Abwarten zu raten.

Wissenschaftlich belegte Wirkung

Die Wirkungsweise vieler Hausmittel ist inzwischen wissenschaftlich erwiesen. So haben Forscher der Universität Nebraska herausgefunden, dass Großmutters Hühnersuppe nicht nur schleimlösend und wärmend wirkt, sondern auch die Bewegungsfähigkeit der Neutrophile hemmt, bestimmter weißer Blutkörperchen, die für Erkältungserscheinungen wie Schleimhautschwellungen verantwortlich sind. Das enthaltene

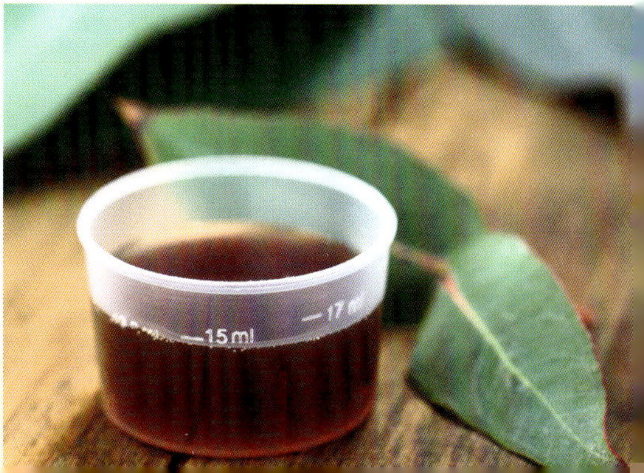

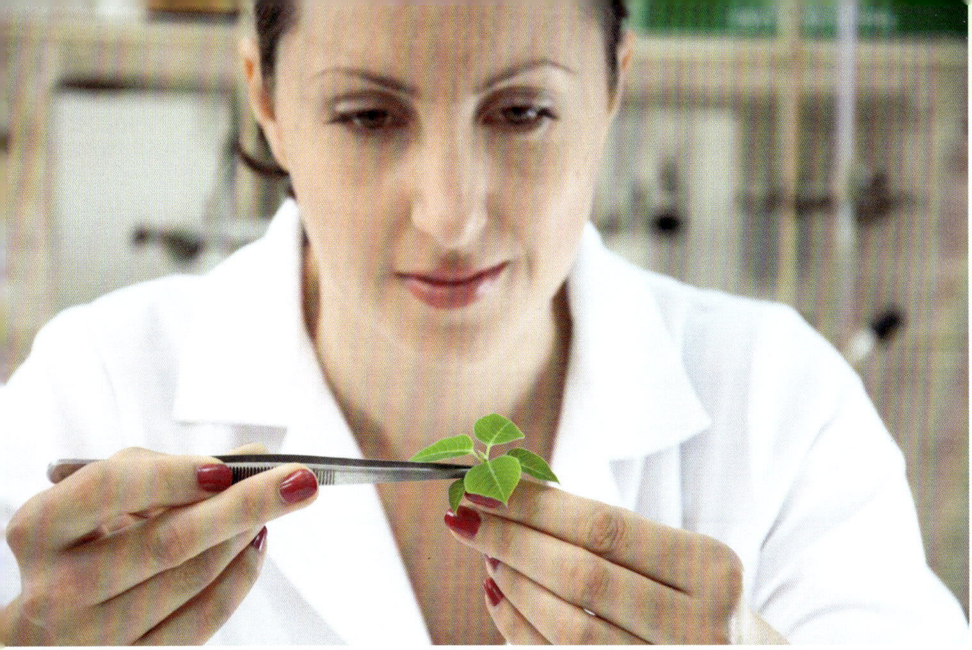

Spurenelement Zink soll zudem gegen Erkältungsviren wirksam sein. Der Klassiker unter den natürlichen Einschlafmitteln – ein Glas warme Milch mit Honig – hat laut einer australischen Studie dank des Milchinhaltsstoffs Inositol eine ähnlich beruhigende Wirkung wie Valium. Und Thymiantee bekämpft Hustenanfälle laut wissenschaftlichen Studien um 70 Prozent besser als entsprechend gebräuchliche Medikamente. Dies sind nur einige Beispiele für die Wirksamkeit von Hausmitteln.

Auch die praktische Medizin hat die Wirksamkeit traditioneller Hausmittel mittlerweile wiederentdeckt: So behandeln beispielsweise Ärzte am Universitätsklinikum Charité in Berlin Reizdarmpatienten mit Kamillentee und Indischem Flohsamen, Kniegelenksarthrosen werden hier mit Kohlwickeln oder Weidenrindenextrakt versorgt. Kinderärzte des Gemeinschaftskrankenhauses Herdecke bekämpfen währenddessen fiebrige Lungenentzündungen mithilfe von Senf- und Quarkwickeln oder Kamillen- und Thymianinhalationen. Auch viele Hausärzte beziehen Hausmittel wie Tees, Wickel, Bäder oder bestimmte Nahrungsmittel mit Heilwirkung in ihre Therapie mit ein.

Hier ist Vorsicht geboten

Im schulmedizinischen Sinne haben Hausmittel wenige Nebenwirkungen – man muss nur beachten, wann man sie anwenden sollte und in welchen Fällen man sie nicht einsetzen darf. Zudem sollten Sie sich bewusst sein, dass Hausmittel die Symptome mildern und dem Betroffenen Linderung verschaffen, nicht jedoch die Krankheit selbst heilen. Auch hierbei unterscheiden sie sich jedoch nicht von den meisten herkömmlichen Medikamenten.

Achten Sie auf die Haltbarkeit

Generell gilt, dass natürliche Heil- und Hausmittel verderblich sind und je nach Art der Zubereitung und Konservierung die Wirkung verlieren und sogar schaden können. Deshalb sollten Sie für eine Anwendung jeweils nur die Menge herstellen, die Sie bis zum Verfallsdatum verbrauchen können.

Beschriften Sie selbst hergestellte Mittel wie z. B. Tinkturen mit einem Herstellungsdatum und überprüfen Sie regelmäßig Ihre Hausapotheke darauf. Auch durch eine sachgemäße Lagerung, etwa von Salben im Kühlschrank oder von Ölen an einem kühlen, dunklen Ort, können Sie die Haltbarkeit verlängern. Dies gilt aber natürlich nicht auf ewige Zeiten. Die meisten Salben sind z. B. ein halbes bis ein Jahr haltbar.

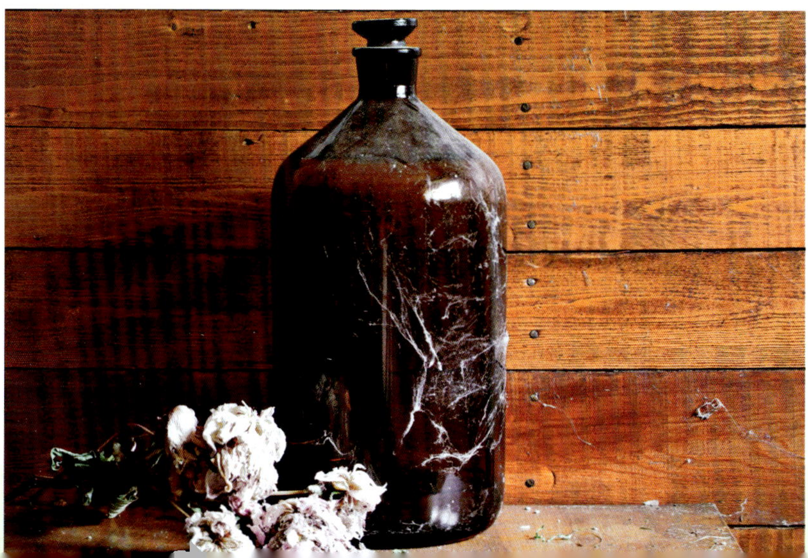

Wechsel- und Nebenwirkungen

Problematisch ist, dass Hausmittel für die Gesundheit je nach Mittel, Anwendung und Dosierung Infektionen, Allergien oder Störungen des Kreislaufs oder der Körpertemperatur hervorrufen können. Zudem können einige Heilpflanzen Wechselwirkungen mit anderen Medikamenten aufweisen. Ein Beispiel ist Johanniskraut, das nicht nur die Wirkung anderer Arzneien einschränken, sondern zu hoch dosiert zu einer sehr starken Sonnenempfindlichkeit führen kann.

Es ist also auf jeden Fall zu empfehlen, sich über das Mittel, das man verwenden möchte, im Vorfeld zu informieren. Wer sich hier nicht sicher ist, sollte seinen Apotheker danach fragen. Vor allem wenn Sie unter Allergien leiden, sollten Sie vorsichtig sein. Besonders häufig treten sie bei Heilpflanzen aus der Familie der Korbblütler auf. Vorsicht gilt auch bei der Anwendung ätherischer Öle. Diese dürfen z. B. keinesfalls zur Behandlung von Säuglingen und Kleinkindern zum Einsatz kommen.

Dosierungs- und Verwendungsangaben beachten

Bei der Dosierung sollte man möglichst genau sein und beachten, dass der Wirkstoffgehalt je nach Pflanze oder Jahreszeit stark schwanken kann. Außerdem sollte man bei der Behandlung von Kindern die Dosierung entsprechend anpassen. Einige Heilpflanzen dürfen in der Schwangerschaft, Stillzeit sowie bei Kindern und bestimmten Krankheiten gar nicht angewendet werden.

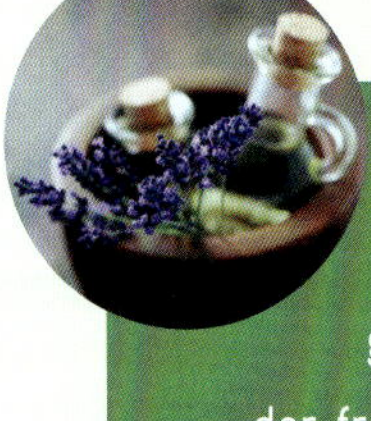

Vorsicht Verwechslungsgefahr

Bei einigen Heilpflanzen gibt es Verwechslungsgefahren mit giftigen oder unbekömmlichen Pflanzen. Wer also Heilpflanzen in der freien Natur pflücken will, sollte sich gut informieren und Vorsicht walten lassen.

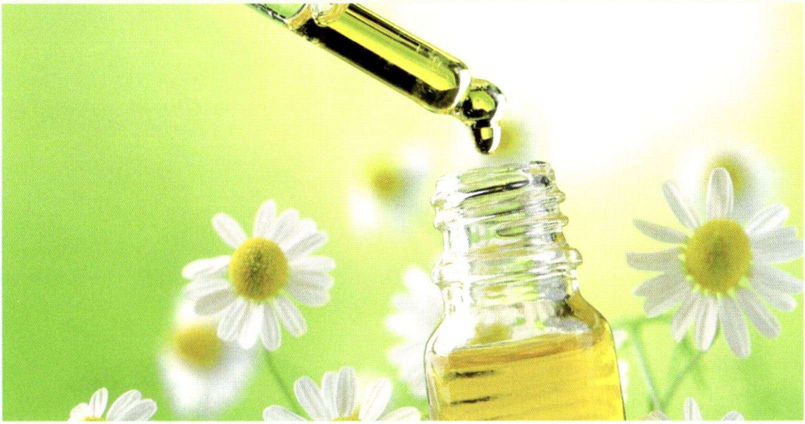

Ähnliches gilt für Hausmittel für Garten und Haushalt. Auch hier können Überdosierung und falsche Anwendung schädlich sein. Was der einen Pflanze nützt, kann der anderen schaden, einige Schädlingsbekämpfungsmittel können auch Nützlinge im Garten beeinträchtigen und bestimmte aggressive Putz- und Reinigungsmittel können Schäden an Oberflächen und Textilien hervorrufen. Hier empfiehlt es sich, die entsprechenden Mittel immer an kleinen, verdeckten Stellen oder nur in geringen Mengen bzw. an einer Pflanze im Garten zu testen.

Wann zum Arzt?

Problematisch werden Hausmittel auch, wenn sie Beschwerden verstärken oder eine rechtzeitige professionelle Behandlung verhindern. Ob ein Hausmittel als alleinige Behandlung ausreicht oder ob Sie lieber einen Arzt aufsuchen sollten, ergibt sich daraus, wie schwer die Erkrankung oder Verletzung ist bzw. wie lange die Krankheit anhält.

Klingen die Beschwerden nicht ab oder werden sie sogar schlimmer, ist auf jeden Fall ein Arzt zurate zu ziehen. Auch starke Schmerzen und Entzündungen, hohes Fieber, starker Blutverlust oder Bewusstseinsstörungen sind z. B. Symptome, bei denen unbedingt ein Arzt hinzugezogen werden muss.

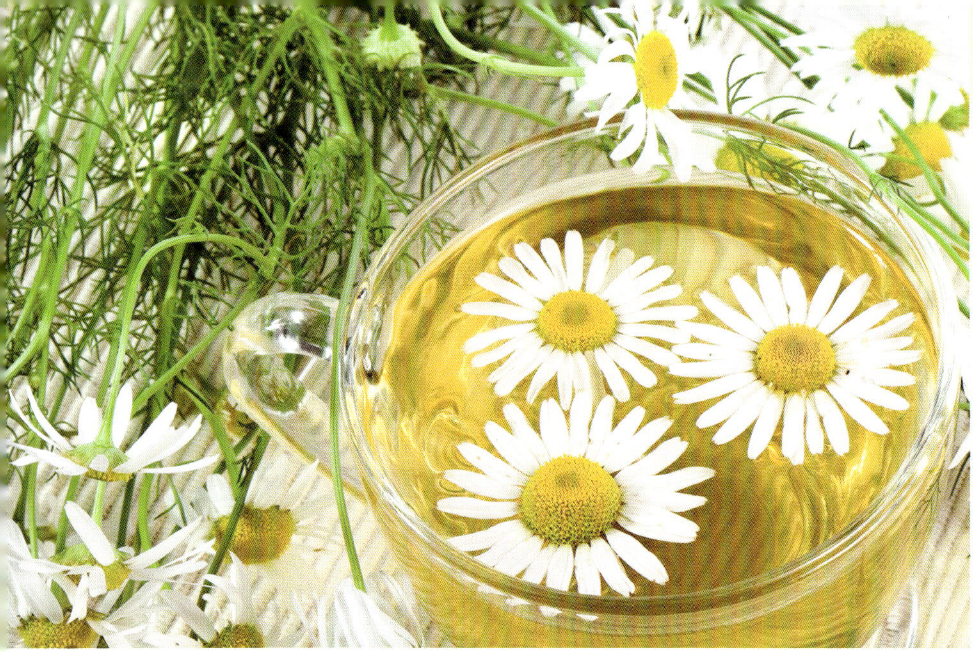

Auch hier gibt es Regeln

Nicht zuletzt gilt es bei Hausmitteln, wie bei herkömmlichen Medikamenten auch, bestimmten Anwendungsempfehlungen zu folgen, um unerwünschten Wirkungen vorzubeugen – sei es bei der Temperierung oder Dauer eines Bades, bei der Menge der verwendeten Heilpflanzen oder der Dauer einer Teekur.

Es gilt hier immer das Gebot der Vorsicht. Ein einfaches Beispiel ist die Verbrennungsgefahr durch eine zu heiße Wärmflasche oder einen zu heißen Umschlag. Auch eine Dampfinhalation in einem nicht standfesten Gefäß birgt ein Verbrennungsrisiko. Aber das Vorsichtsgebot kann auch viel subtiler sein: So helfen etwa kühle Wadenwickel dabei, Fieber zu senken. Dies bedeutet jedoch nicht, dass sie bei leicht erhöhter Temperatur sofort angewendet werden sollten. Fieber ist eine natürliche und durchaus sinnvolle Reaktion des Körpers, denn ab 38 °C werden im Körper bereits einige Krankheitserreger abgetötet oder können sich zumindest weniger gut vermehren. Die Wadenwickel würden hierbei nur die Selbstheilungskräfte des Körpers unterdrücken. Steigt das Fieber jedoch übermäßig hoch

(d. h. über 39 °C), können lauwarme Wadenwickel durchaus angeraten sein. Ein Beispiel aus dem Bereich der Gartenhausmittel: Eine Bierfalle gegen Schnecken kann hilfreich sein, wenn sie im Frühling bei noch geringem Nahrungsangebot angewendet wird und so die Schneckenvermehrung verhindert und zur Vorbeugung einer Schneckenplage im Sommer dient. Wird sie jedoch im Sommer eingesetzt, kann es sein, dass hierdurch sogar noch mehr Schnecken angezogen werden. Zudem werden hierbei auch weitgehend unschädliche Schneckenarten vernichtet.

Großmutter auf dem Holzweg

Im Gegensatz zu vielen belegten Wirkungen traditioneller Hausmittel gibt es auch einige angebliche Wirkungsweisen, die sich im Nachhinein als unwirksam und sogar schädlich herausgestellt haben. Als kontraproduktiv hat sich z. B. die Methode erwiesen, offene Wunden mit Mehl zu behandeln. Nicht nur trägt das Mehl keinesfalls zur Linderung bei, es können sich hierdurch sogar Verklebungen, Entzündungen aufgrund von Infektionen und Narben bilden. Das Gleiche gilt für Öl oder Zucker. Auch Augenspülungen mit Kamillentee haben ihre Tücken, denn dabei können feine Blütenfasern ins Auge gelangen und es stark reizen.

Auch bewährte Hausmittel aus anderen Bereichen haben sich als problematisch herausgestellt: So können mit dem gegen Schimmel verwendeten Essig auch organische Nährstoffe auf die behandelten Flächen gelangen, die das Pilzwachstum sogar begünstigen können.

Daher gilt: Wählen Sie Ihre Mittel immer mit Bedacht und informieren Sie sich darüber, wann sie angebracht sind, welche Risken sie bergen und welche unerwünschten Wirkungen auftreten können. Wenn Sie dann immer noch Zweifel haben, fragen Sie am besten einen Fachmann.

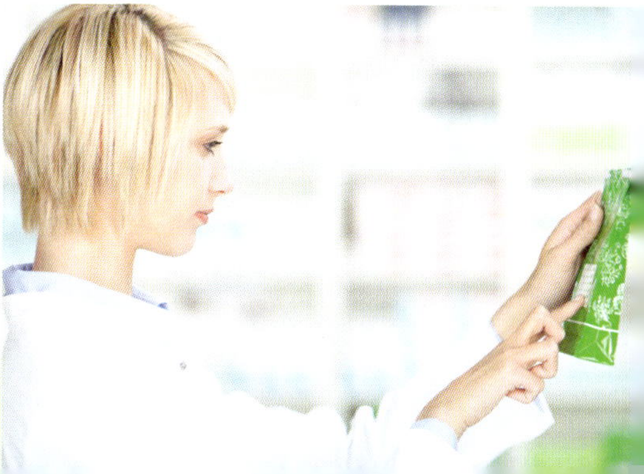

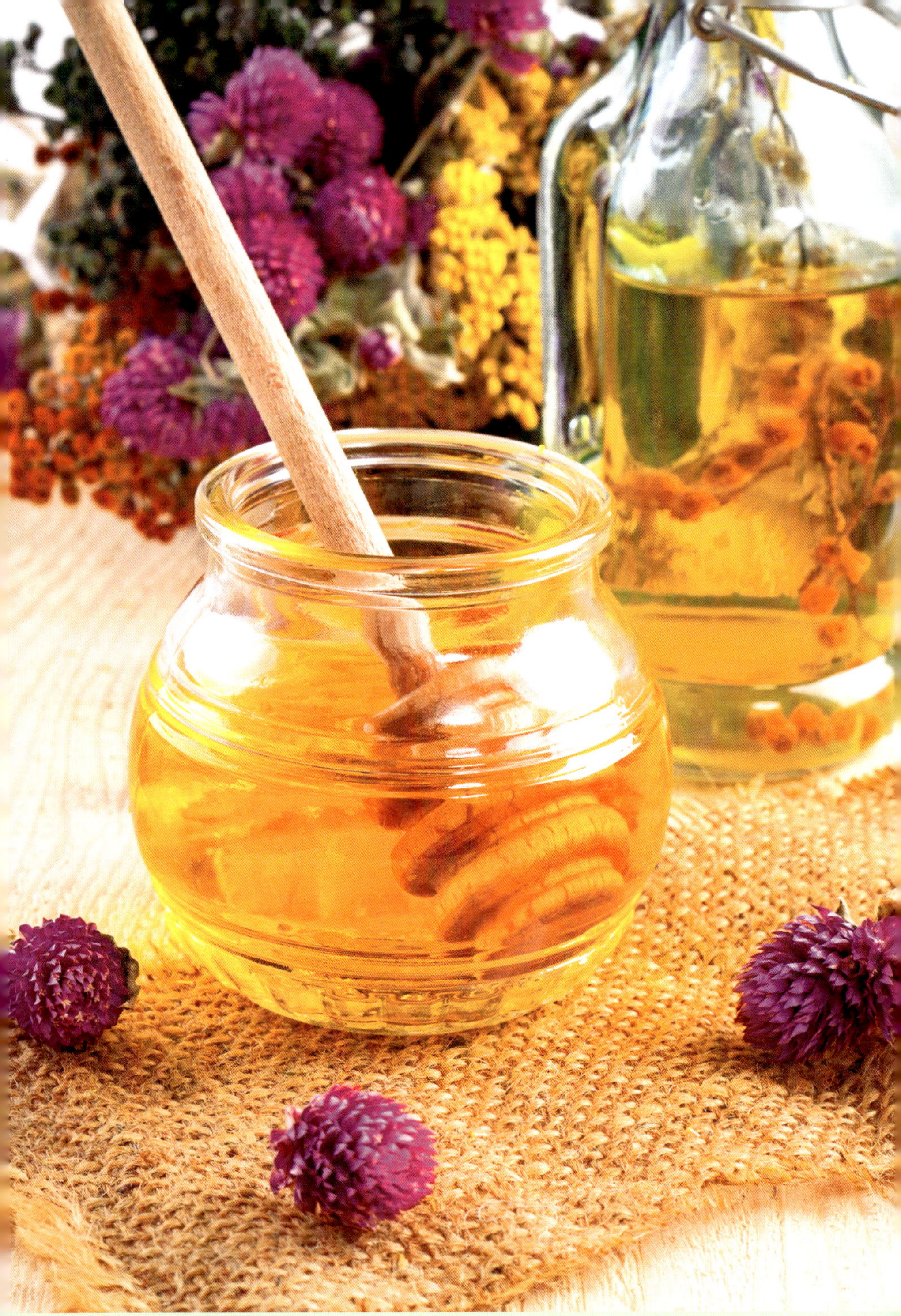

Anwendungen und Methoden

Tees, Bäder, Salben, Öle, Kneipp-Anwendungen, ... – die Möglichkeiten, sich und andere zu Hause selbst zu behandeln, sind vielfältig. Für jeden Zweck gibt es verschiedene Anwendungen und Zubereitungsformen. Im Folgenden lernen Sie einige davon kennen und nutzen.

Auflagen, Wickel, Umschläge und Kompressen

Der Begriff „Wickel" wird genauso wie die Bezeichnung „Umschlag" oft als Oberbegriff für Anwendungen benutzt, bei denen ein mit unterschiedlich temperiertem Wasser bzw. einer heilenden Flüssigkeit (Tee, mit Wasser verdünnte Tinkturen, Öle etc.) oder ein mit Brei behandeltes Tuch auf eine betroffene Körperstelle aufgelegt und dort fixiert wird.
Der Wickel ist jedoch streng genommen dadurch definiert, dass hierbei ein oder mehrere Tücher oder Binden rund um einen Körperteil oder den ganzen Körper (Ganzkörperwickel) angebracht werden. Das Innentuch ist dabei mit einer Heilsubstanz oder -flüssigkeit getränkt, das Außentuch bleibt trocken. Im Gegensatz zum Wickel legt man bei Kompressen, Auflagen oder Umschlägen ein mit einer heilenden Substanz behandeltes Tuch nur auf die zu behandelnde Körperstelle auf und fixiert dieses gegebenenfalls mithilfe einer zirkulär gewickelten Binde oder eines solchen Tuchs.
Im Gegensatz zu Umschlägen und Wickeln werden Auflagen im allgemeinen Sprachgebrauch als nicht oder nur leicht fixierte Umschläge definiert, die auf einer stärker begrenzten Körperfläche angewandt werden. Kompressen sind noch stärker begrenzt eingesetzte Auflagen (z. B. Augenkompresse).

Wickel, Umschläge, Auflagen und Kompressen eignen sich für verschiedene Anwendungen, z. B. bei Hautproblemen und Erkrankungen des Bewegungsapparats, aber auch für einige innerliche Beschwerden wie z. B. Bauchschmerzen oder Menstruationskrämpfe.

Wirkung der Temperatur und Zutaten

Je nach Temperatur entfalten Wickel, Umschläge, Auflagen und Kompressen unterschiedliche Wirkungen. So hilft Wärme bei Verspannungen und Krämpfen, kann aber in einigen Fällen Entzündungen reifen lassen, Kälte wirkt bei überhöhter Körpertemperatur, Verbrennungen,

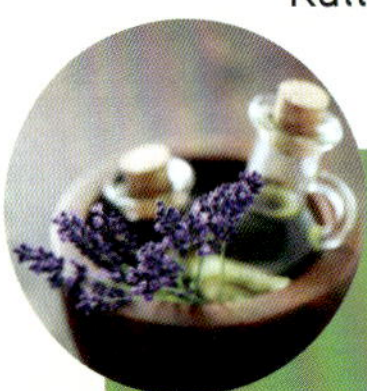

Warm oder kalt?

Wenn Sie nicht genau wissen, ob Ihnen ein warmer oder ein kalter Wickel gut tut, gibt es einen einfachen Trick: Tauchen Sie eine Hand in kaltes Wasser und legen Sie sie auf die betroffene Körperstelle. Empfinden Sie die Kälte als angenehm, nehmen Sie einen kalten Wickel, andernfalls einen warmen.

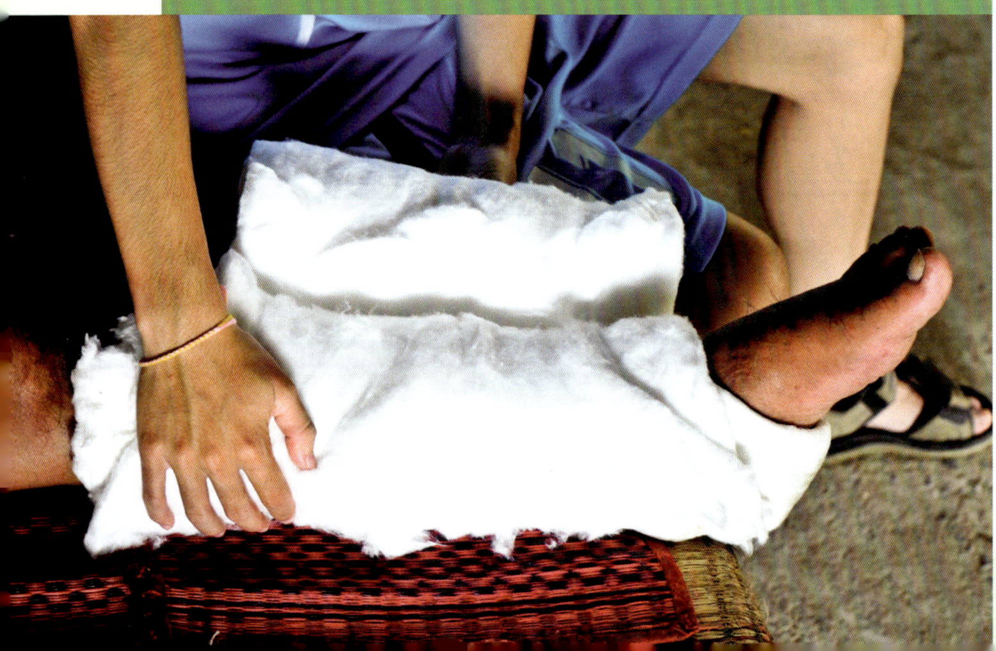

Blutungen, Schmerzen und Schwellungen durch stumpfe Verletzungen oder akute Entzündungen und heiße Kompressen werden bei Magenbeschwerden und Blähungen eingesetzt. Daneben können auch hautreizende Substanzen (z. B. Ingwer, Meerrettich) eingesetzt werden, die eine starke Durchblutung des Gewebes in Gang setzen. Diese werden z. B. bei Entzündungen der Lunge, Blase, Niere, Kiefer- und Stirnhöhle eingesetzt.

Kamillenblütenumschlag zur Wundheilung, bei Furunkeln, Neurodermitis und Verbrennungen

Übergießen Sie einen Esslöffel Kamillenblüten mit einer Tasse kochendem Wasser. Das Ganze lassen Sie zugedeckt etwa fünf bis zehn Minuten lang ziehen und seihen die Pflanzenteile anschließend ab. Lassen Sie die Flüssigkeit abkühlen und tränken Sie ein Leinentuch damit. Legen Sie dann ein zweites Tuch darüber und fixieren Sie die Tücher mit einer Mullbinde. Lassen Sie den Umschlag 20 Minuten einwirken. Pro Tag ein- bis zweimal anwenden.

Kalte Wadenwickel bei Fieber

Tauchen Sie zwei ausreichend große Baumwolltücher in lauwarmes Wasser und wringen Sie sie nur leicht aus. Wickeln Sie die gut befeuchteten

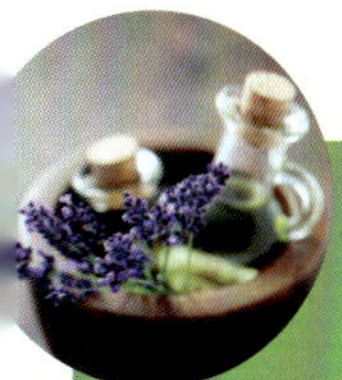

Vorsicht

Bei heißen Wickeln besteht die Gefahr von Verbrühungen und Kreislaufproblemen. Sie sollten nicht bei Personen mit eingeschränktem Artikulations- oder Reaktionsvermögen eingesetzt werden (z. B. Kinder, alte Menschen). Kalte Wickel sollten nicht bei hochbetagten Menschen sowie bei starker Erschöpfung, Durchblutungs- und Empfindungsstörungen und gelähmten Körperteilen verwendet werden.

Tücher jeweils enganliegend um die rechte und linke Wade. Legen Sie darüber jeweils ein trockenes Baumwolltuch sowie ein Wolltuch und befestigen Sie die Tücher (bitte nicht weiter zudecken!). Entfernen Sie den Wickel nach ca. 20 Minuten, spätestens bei Erwärmung. Anschließend waschen Sie die Haut lauwarm ab und trocknen sie. Führen Sie die Anwendung je nach Bedarf bis zu dreimal hintereinander durch und kontrollieren Sie dabei die Temperatur.

Bäder

Heilpflanzenbäder wirken durch das Baden in einer heilkräuterhaltigen Flüssigkeit. Als Basis dieser Bäder lassen sich Tees, aber auch Tinkturen oder emulgierte ätherische Öle verwenden. Man kann sie als Vollbad (ganzer Körper) oder Teilbad (Sitzbad, Arm- oder Fußbad) durchführen. Je nach Beschwerde werden die Heilpflanzenbäder lauwarm, warm oder kalt durchgeführt. Bäder mit Heilpflanzen können etwa bei Beschwerden des Bewegungsapparats oder bei Hautproblemen, aber auch bei einigen innerlichen Erkrankungen wie beispielsweise bei Erkältungskrankheiten und seelischen Beschwerden (z. B. Anspannung, Schlafstörungen, Erschöpfung) genutzt werden.

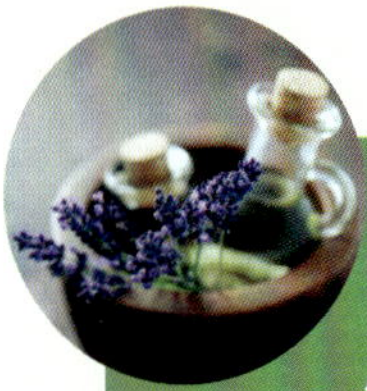

Schwitzkur

Bei Schnupfen und fiebrigen Erkältungen empfiehlt sich eine temperatursenkende Schwitzkur. Hierzu legen Sie sich ins Bett und decken sich mit mehreren Decken zu. Bei Frösteln können Sie zuvor auch warm baden. Geeignet sind Bäder mit ansteigender Temperatur mit Fichtennadel-, Thymian-, Eukalyptus- oder Latschenkieferöl. Vorsicht: Nicht bei Herzschwäche oder Kreislaufproblemen durchführen! Zudem können Sie schweißtreibende Tees (z. B. Holunder-, Lindenblütentee) trinken.

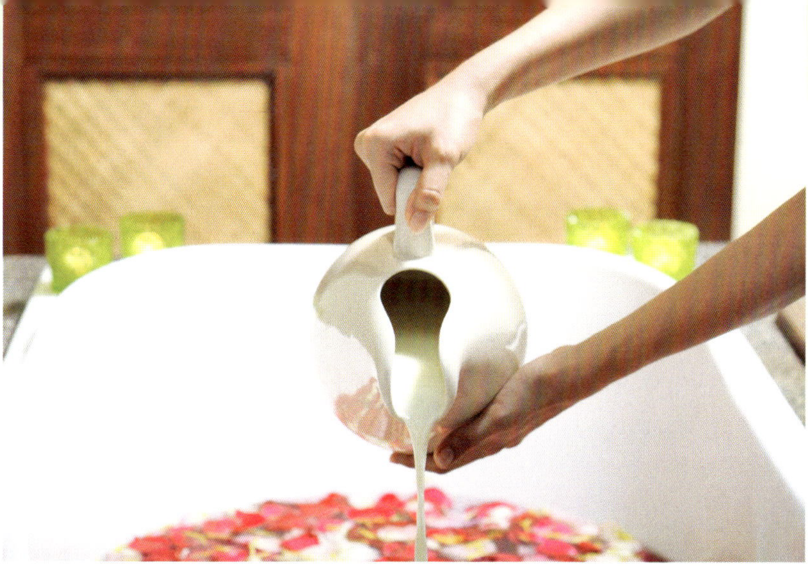

Bäder anwenden

Für ein Kräuterbad kochen Sie eine bestimmte Menge an Pflanzenteilen in Wasser auf. Lassen Sie das Ganze etwa 15 Minuten ziehen, seihen Sie die Pflanzenteile ab und geben Sie den Absud dem Badewasser hinzu bzw. führen Sie ein Teilbad durch. Die Badedauer sollte etwa 20 Minuten nicht überschreiten und das Badewasser sollte eine Temperatur von 38 °C nicht übersteigen. Am besten wirken Vollbäder, wenn man sich danach nicht abtrocknet, sondern sich im Bademantel zugedeckt etwa eine halbe bis eine Stunde ins Bett legt.
Für ein Vollbad mit ätherischem Öl (es muss zur Anwendung auf der Haut geeignet sein) mischen Sie acht bis zehn Tropfen des Öls mit einem Becher Sahne und verteilen die Mischung anschließend im Badewasser.

Kamillenbad bei Erkältung, Krämpfen, Schwitzen und Hautentzündungen

Überbrühen Sie 300 Gramm Kamillenblüten mit drei Litern kochendem Wasser. 15 Minuten ziehen lassen und abseihen. Fügen Sie den Absud dem ca. 28 bis 38 °C warmen Badewasser eines Vollbads hinzu und nehmen Sie darin etwa 15 bis 20 Minuten lang ein Bad.

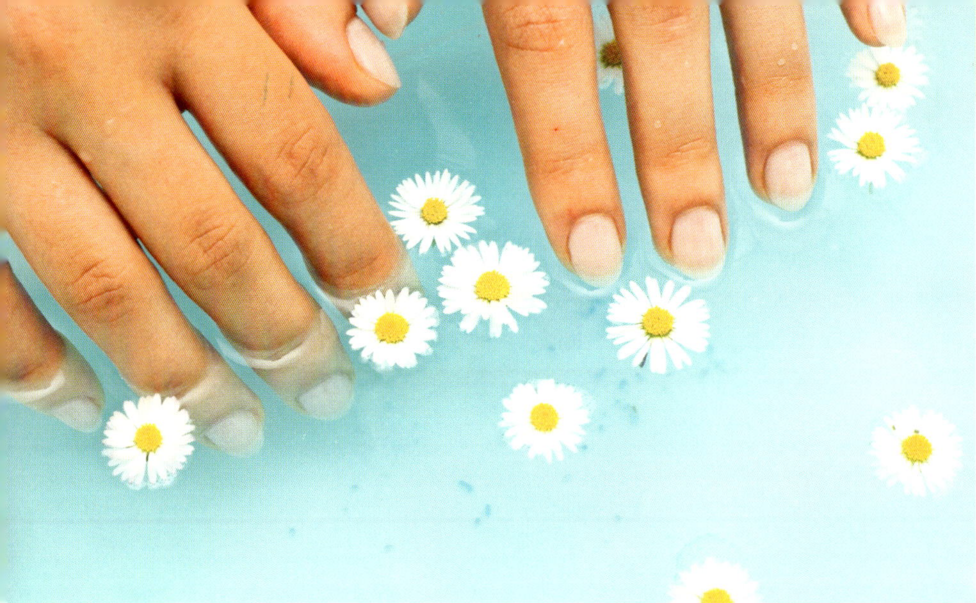

Schafgarbensitzbad bei Unterleibsbeschwerden und Rückenschmerzen

Bringen Sie einen Liter Wasser zum Kochen und übergießen Sie damit etwa 100 Gramm Schafgarbenkraut. 20 Minuten zugedeckt ziehen lassen, abseihen und in warmes Wasser (etwa 37 °C) für ein Sitzbad geben. Führen Sie dieses Bad ein- bis zweimal täglich jeweils 10 Minuten lang durch.

Beinwellfußbad bei Durchblutungsstörungen

Kochen Sie zwei Handvoll getrocknete oder frische, zerkleinerte Beinwellblätter zusammen mit zwei bis drei Litern Wasser etwa drei Minuten lang in einem großen Topf. Lassen Sie danach die Mischung abkühlen und führen Sie damit ein zehnminütiges Fußbad durch.

Bonbons und Drops

Bonbons und Drops eignen sich bestens zum Lutschen bei Halsschmerzen und Husten. Geeignete Kräuter sind Salbei, Minze, Spitzwegerich, Thymian oder Zitronenmelisse. Ein einfaches Bonbonrezept ist folgendes: Nehmen Sie 20 Gramm frische oder 10 Gramm getrocknete Kräuter, die von den Stängeln befreit werden. Frische Kräuter werden möglichst klein geschnitten, getrocknete Kräuter sollten am besten im Mörser zu Pulver verarbeitet werden. Legen Sie ein Stück Backpapier auf einer Arbeitsfläche aus. Geben Sie 200 Gramm Zucker in einen Topf und lassen Sie ihn bei mittlerer Hitze vollständig schmelzen, bis er goldgelb wird. Rühren Sie nun die Kräuter zügig und gründlich unter, nehmen Sie den Topf von der Platte und tropfen Sie die Masse in Bonbongröße auf das Backpapier (Vorsicht, sehr heiß!) und lassen Sie sie erkalten.

Spitzwegerich-Hustenbonbons

Nehmen Sie 100 Gramm frische, junge Spitzwegerichblätter, waschen Sie sie, schütteln Sie sie trocken und zerkleinern Sie sie. Geben Sie die zerkleinerten Blätter zusammen mit einem Esslöffel getrocknetem Thymian und einem Anisstern mit einem halben Liter Wasser in einen Topf und lassen Sie das Ganze eine halbe Stunde lang kochen. Seihen Sie danach die Pflanzenteile ab und geben Sie den Absud zusammen mit 750 Gramm braunem Zucker und 25 Gramm Butter in einen Topf. Verrühren Sie alles gut und kochen Sie das Ganze unter Rühren bei schwacher Hitze ein, bis sich eine zähflüssige Masse bildet. Verstreichen Sie diese Masse auf einem Stück Backpapier, lassen Sie sie erkalten und portionieren Sie sie in mundgerechte Stücke.

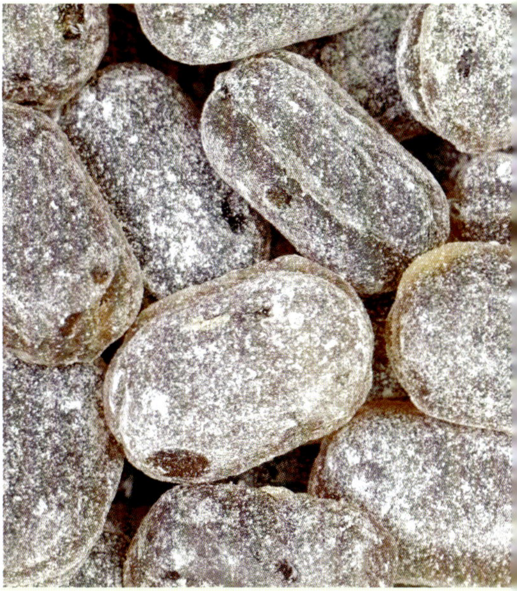

Brei

Pflanzenbrei kann für Breiumschläge oder – bei zum Verzehr geeigneten Pflanzen – zur inneren Anwendung hergestellt werden. Breiumschläge

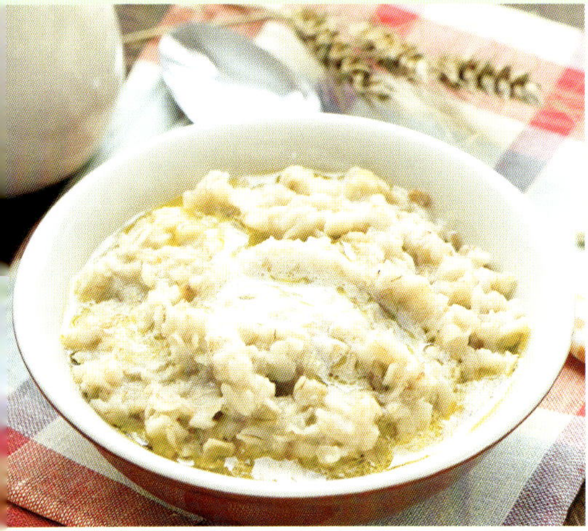

werden meist aus gemahlenen Pflanzenteilen (z. B. Samen, Wurzeln) hergestellt, die mit einer geringen Menge Wasser oder Öl zu einem Brei vermischt werden. Teilweise werden auch Pflanzenteile wie Knollen weichgekocht und zerdrückt oder püriert. Eine weitere Möglichkeit ist es, die Stängel und Blätter auf einem Holzbrett mithilfe eines Nudelholzes zu einem Brei zu zerwalken. Der Brei wird, mehr oder weniger dick auf ein Tuch aufgestrichen, auf die betroffene Stelle aufgelegt, eventuell mit einer Folie oder einem Außentuch bedeckt und mit einer Mullbinde fixiert.

Kürbiskernbreiumschlag bei Prellungen, Verstauchungen und akuten Gelenkentzündungen

Mahlen Sie 50 Gramm Kürbiskerne im Mixer fein und vermengen Sie sie mit fünf Milliliter Kürbiskernöl zu einem streichfähigen Brei. Streichen Sie diesen auf ein sauberes Tuch, legen Sie es auf die betroffene Stelle und fixieren Sie den Umschlag mit einer Mullbinde. Lassen Sie ihn mindestens eine Viertelstunde lang liegen, entfernen Sie ihn dann wieder und spülen Sie die Haut ab. Bei Bedarf kann die Anwendung nach einiger Zeit wiederholt werden.

Haferbrei bei Magen-Darm-Beschwerden

Geben Sie einen halben Liter Wasser in einen Topf und rühren Sie drei Esslöffel Haferflocken hinein. Lassen Sie das Ganze aufkochen und ca. fünf Minuten köcheln. Anschließend streichen Sie den Brei durch ein Sieb und nehmen ihn löffelweise ein.

Salben und Pasten

Salben eignen sich vor allem bei Hautproblemen, zur Wundbehandlung oder bei Sportverletzungen. Man kann sie auf verschiedene Weisen herstellen, z. B. mit Schweineschmalz, Butter- oder Kokosfett, Vaseline, Lanolin oder einem Heilpflanzenölauszug und Bienenwachs. Hierzu benötigen Sie lediglich einen Topf oder eine Pfanne, den bzw. die Sie nicht mehr zum Essenkochen verwenden, und Salbentiegel aus der Apotheke oder der Drogerie. Sie können jedoch auch ein Wasserbad zur Zubereitung nutzen.

Salbenherstellung mit Schweineschmalz

Schneiden Sie vier gehäufte Handvoll frischer Kräuter klein. Erhitzen Sie dann 550 Gramm Schweineschmalz in einer großen Pfanne. Geben Sie die Kräuter in das erhitzte Schmalz, lassen Sie sie kurz unter Rühren darin braten und nehmen Sie die Pfanne dann vom Herd. Lassen Sie die Mischung abgedeckt über Nacht stehen. Erwärmen Sie sie am nächsten Tag nochmals auf kleiner Flamme, sodass sich das Fett verflüssigt. Filtern Sie die Kräuter dann durch ein Leinentuch ab und füllen Sie die warme Salbe in Gläser oder Tiegel.

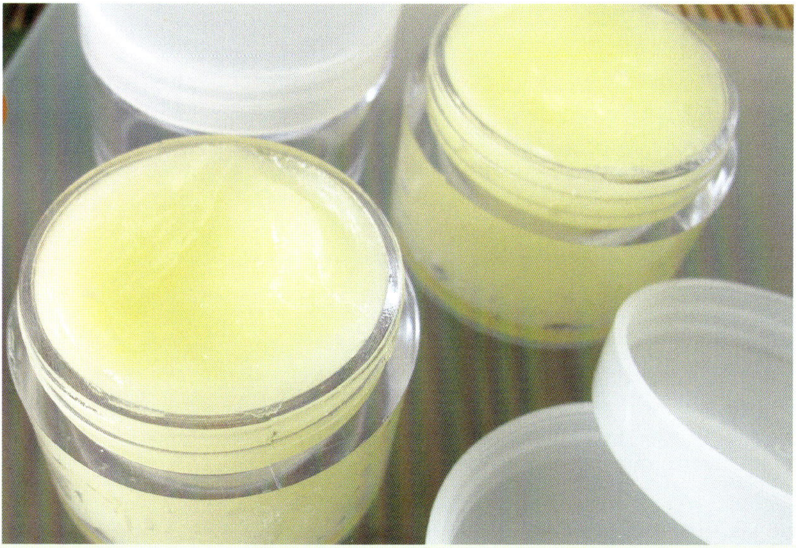

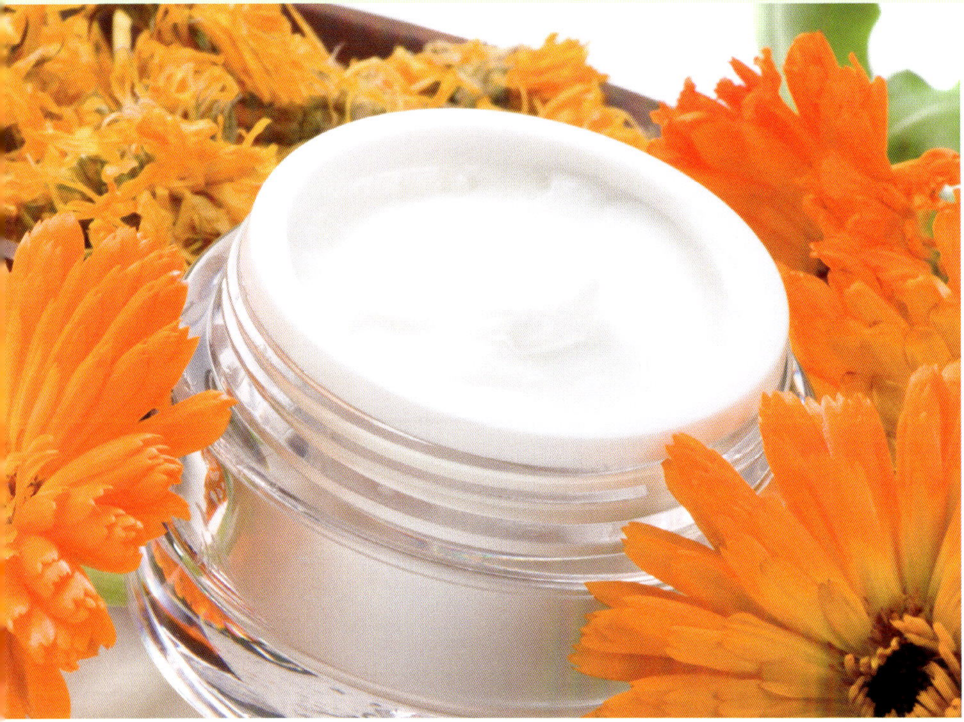

Salbenherstellung mit Ölauszug und Bienenwachs

Geben Sie 30 Milliliter eines Heilpflanzenölauszugs (z. B. Ringelblumenöl) und zwei Gramm Bienenwachs in ein hitzebeständiges Glas. Bereiten Sie in einer Pfanne oder einem kleinen Topf mit einigen Zentimetern Wasser ein Wasserbad, in das das Glas gestellt wird. Erhitzen Sie nun das Wasserbad und lassen Sie das Wachs darin schmelzen (dabei umrühren). Die flüssige Salbe füllen Sie in einen Tiegel ab, lassen Sie sie abkühlen und verschließen Sie den Tiegel.

Ringelblumensalbe bei stumpfen Verletzungen und Hautproblemen

Geben Sie 50 Gramm Ringelblumenblütenblätter mit zwei Tassen kaltem Wasser in einen Topf und lassen Sie die Mischung über Nacht stehen.

Erwärmen Sie das Ganze am nächsten Tag bei kleiner Flamme vorsichtig, bis das Wasser nahezu ganz verdampft ist. Nehmen Sie den Topf vom Herd, geben Sie 250 Gramm Lanolin hinzu und vermengen Sie es gut mit den Ringelblumenblüten. Filtern Sie die Mischung durch ein Tuch in einen Tiegel ab (dabei mit einem Löffel o. Ä. die zurückgebliebenen Pflanzenteile auspressen), abkühlen lassen und verschließen. Cremen Sie die betroffenen Hautstellen mehrmals am Tag mit der Salbe ein.

Pasten

Pasten werden z. B. bei Hautproblemen und Entzündungen eingesetzt. Es gibt verschiedene Möglichkeiten, Pasten herzustellen. Am einfachsten wird hierzu ein Pulver mit Öl oder Wasser angerührt, man kann aber – je nach Anwendung und Heilpflanze – auch andere Trägersubstanzen wie z. B. Tee oder Honig dazu verwenden. Anders als Salben, die auf der Haut verbleiben, werden Pasten nur kurzzeitig aufgetragen und nach einer gewissen Einwirkzeit abgewaschen.

Backpulverpaste bei Fußpilz

Verrühren Sie ein Päckchen Backpulver mit etwas warmem Wasser zu einer streichfähigen Paste. Tragen Sie die Paste dick auf die betroffene Stelle auf, lassen Sie sie drei bis fünf Minuten lang wirken und spülen Sie sie dann ab. Trocknen Sie Ihre Füße danach gut ab und pudern Sie sie ein. Die Anwendung kann jeden Tag einmal durchgeführt werden.

Ingwerpaste bei Kopf- und Halsschmerzen, Nasennebenhöhlenentzündung, Arthrose und rheumatischen Gelenkbeschwerden

Verrühren Sie sechs Esslöffel fein gemahlene Ingwerwurzel gut mit einem Esslöffel Mandelmilch und zwei Esslöffeln Olivenöl. Lassen Sie die Paste eine Viertelstunde lang stehen und tragen Sie sie bei Bedarf auf die betroffene Stelle auf.

Duft- und Aromaanwendungen

Mithilfe von Aromaanwendungen wie z. B. Duftlampen, Massageölen und Bädern mit ätherischen Ölen werden seelisches Wohlbefinden und körperliche Funktionen gezielt beeinflusst. Verwendet werden hierzu die ätherischen Öle von Blüten, Wurzeln, Blättern, Hölzern und Schalen.
Mit der Atemluft gelangen Duftmoleküle in die Nase. Die dortigen Nervenzellen leiten die Duftinformationen ins Limbische System des Gehirns weiter, wo die Sinnesreize aufgenommen und mit bestimmten Gefühlen gekoppelt werden. Zudem beeinflussen Düfte das vegetative Nervensystem, das Atmung, Kreislauf, Herzschlag, Muskelspannung, Hormon- und Magensaftproduktion beeinflusst.

Duft und Wirkung

Je nach Duft werden verschiedene Wirkungen erzielt: So wirken z. B. Orange und Zitrone stimmungsaufhellend, Wacholder, Pfefferminze, Thymian und Rosmarin belebend und anregend und Salbei, Kamille, Baldrian, Lavendel und Melisse beruhigend.

Duftlampe

Füllen Sie etwas (am besten destilliertes) Wasser in die Wasserschale der Duftlampe, zünden Sie das Teelicht darunter an und geben Sie drei bis zehn Tropfen des ausgewählten ätherischen Öls (100 %ig naturrein)

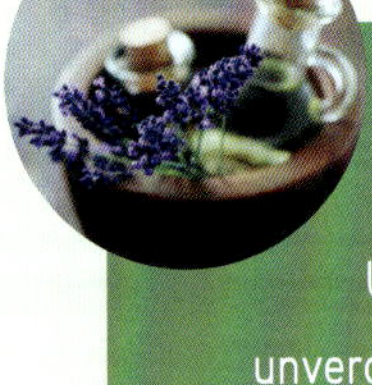

Vorsicht bei ätherischen Ölen in der Duftlampe

Achten Sie darauf, das Öl nicht überzudosieren, da es sonst zu Unwohlsein und Kopfweh kommen kann, und wenden Sie es nie unverdünnt an. Lassen Sie die Duftlampe nicht außer Sichtweite und stellen Sie sie außerhalb der Reichweite von Kindern auf.

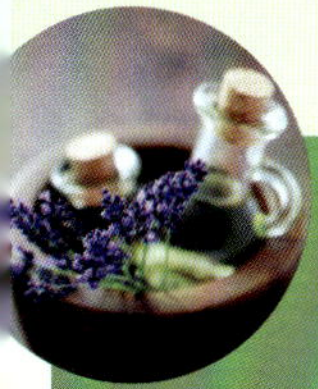

Wann sollten Sie vorsichtig sein?

Informieren Sie sich vor der innerlichen oder äußerlichen Anwendung ätherischer Öle unbedingt gut über die Wirkungen und Risiken. Vor allem bei Allergikern, Schwangeren, Kindern und chronisch Kranken sollten Sie die Anwendung unter Umständen unterlassen. Verwenden Sie nur „100 % ätherische Öle", da nur diese rein pflanzlicher Herkunft sind. Nicht alle ätherischen Öle eignen sich für den direkten Hautkontakt. Testen Sie das Allergierisiko, indem Sie einen Tropfen Öl auf der Ellbogenbeuge auftragen und über Nacht wirken lassen.

ins Wasser. Lassen Sie das Öl im sich erhitzenden Wasser eine halbe bis eine Stunde verdunsten, wobei Sie nötigenfalls Wasser nachfüllen sollten, wenn der Wasserstand zu niedrig ist.

Ölbäder

Vermischen Sie 50 Milliliter Trägeröl (z. B Avocado-, Mandel- oder Jojobaöl) mit einigen Tropfen reinem ätherischen Öl nach Wahl. Vermengen Sie dann drei Esslöffel der Ölmischung mit 250 Milliliter Sahne oder Milch und setzen Sie die Mischung beim Einlassen des Wassers dem Badewasser zu.

Einige Beispiele für Ölbadmischungen:

- belebendes Bad: je 2 Tropfen Rosmarin- und Wacholder- sowie 1 Tropfen Pfefferminzöl
- entspannendes Bad: 2 Tropfen Melissen- sowie je 1 Tropfen Lavendel- und Anisöl
- schmerzstillendes Bad: 4 Tropfen Salbei-, 3 Tropfen Rosmarin- und 1 Tropfen Pfefferminzöl

Massageöle

Füllen Sie 50 Milliliter Trägeröl (z. B Avocado-, Mandel- oder Jojobaöl) in eine kleine Flasche, fügen Sie einige Tropfen reines ätherisches Öl nach Wahl hinzu und mischen Sie die Öle durch Rollen des Fläschchens zwischen den Händen.

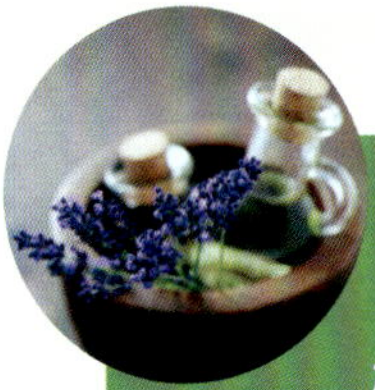

Vorsicht bei ätherischen Ölen zur äußerlichen Anwendung

Ätherische Öle im Badewasser dürfen nicht überdosiert werden, da es sonst zu Allergien, Hautreizungen oder Bluthochdruck kommen kann. Nehmen Sie daher zunächst nur wenige Tropfen (höchstens drei). Wenden Sie bestimmte Öle (z. B. Rosmarin, Wacholder, Fenchel, Minze, Muskatellersalbei, Angelika, Anis, Thymian, Melisse) nicht in der Schwangerschaft und Stillzeit an. Führen Sie Ölbäder mit ätherischen Ölen nicht bei Babys und Kleinkindern durch und nehmen Sie bei größeren Kindern nur milde Öle (z. B. Lavendel, Rose, Römische Kamille) in niedrigen Dosierungen.

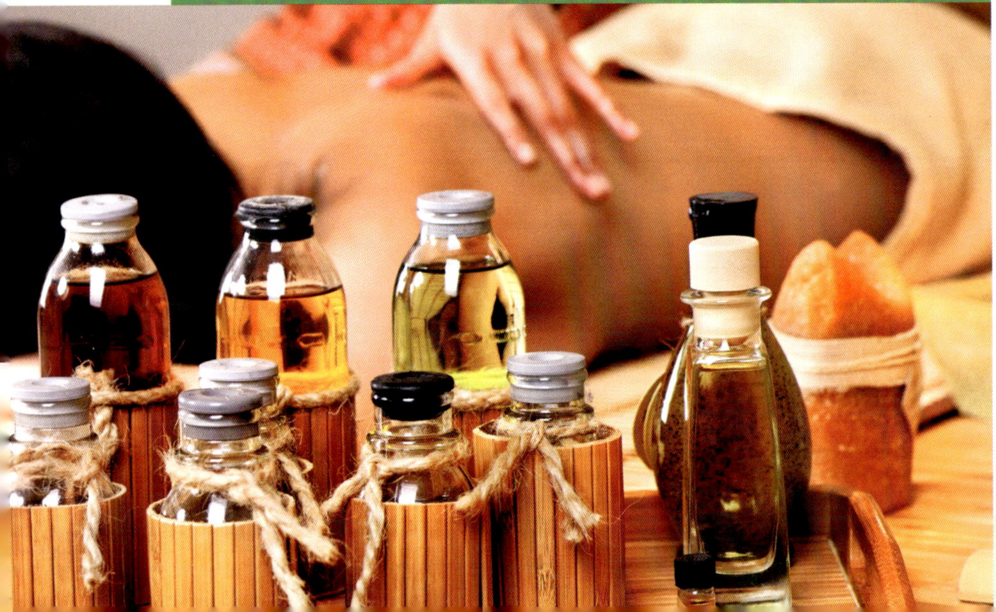

Inhalationen und Gesichtsdampfbäder

Inhalationen und Gesichtsdampfbäder werden auf dieselbe Art und Weise durchgeführt. Während bei einer Inhalation jedoch die pflanzlichen Wirkstoffe durch die Atemluft in den Körper gelangen, wirkt ein Gesichtsdampfbad über die Haut. Hierbei werden die Poren der Haut geöffnet, Talg und Schmutz lösen sich, das Hautgewebe wird gefestigt und antibakterielle Heilsubstanzen dringen in die Haut ein. Entsprechend eignen sich Inhalationen bei Problemen der Atemwege (z. B. Erkältungen oder Nasennebenhöhlenentzündungen) und Gesichtsdampfbäder bei Hautbeschwerden.

Gesichtsdampfbäder und Inhalationen durchführen

Für eine Inhalation oder ein Gesichtsdampfbad benötigen Sie Heilkräuter mit wasserdampflöslichen Inhaltsstoffen wie z. B. Pfefferminze, Kamille oder Eukalyptus oder entsprechende reine ätherische Öle. Geben Sie fünf bis acht Esslöffel der wirksamen Pflanzenteile oder drei bis sieben Tropfen der ätherischen Öle in eine Schüssel und übergießen Sie diese mit zwei Litern kochendem Wasser. Halten Sie dann Ihren Kopf über die Schüssel und überdecken Sie Kopf und Schüssel mit einem Hand-

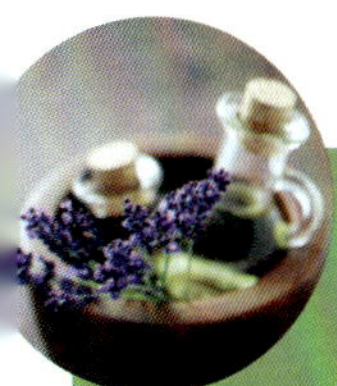

Vorsicht

Achten Sie auf eine hitzebeständige Unterlage. Besonders wichtig ist auch ein fester Stand der Schüssel und ein ausreichender Abstand dazu, sonst besteht Verbrühungsgefahr. Dampfbäder und Inhalationen sollten Sie nicht durchführen, wenn Sie unter erweiterten Blutgefäßen leiden, da sich diese durch die Wärme noch stärker weiten würden. Kälte und Zugluft sind danach unbedingt zu meiden.

tuch. Bleiben Sie mit dem Gesicht etwa fünf bis zehn Minuten über dem Dampfbad, bis sich kein Dampf mehr bildet. Bei der Inhalation ist auch die Atemtechnik wichtig: Atmen Sie tief und langsam durch Mund und Nase ein, halten Sie nach dem Einatmen etwa fünf bis zehn Sekunden lang den Atem an und atmen Sie dann zügig aus. Danach das Gesicht mit körperwarmem Wasser abwaschen und ein wenig ruhen. Mehrmals täglich wiederholen.

Beispiele für Inhalationen und Gesichtsdampfbäder:
- Kamillenblüteninhalation bei Schnupfen, Erkältungskrankheiten, Nasennebenhöhlenentzündung, Kamillenblütendampfbad bei Akne und Hautunreinheiten
- Thymianölinhalation bei Nasennebenhöhlenentzündung, Husten, Bronchitis
- Anissamen- oder Anisölinhalation bei Erkältungskrankheiten und Schlaflosigkeit

Kneippanwendungen

Die nach dem bayerischen Pfarrer und Hydrotherapeuten Sebastian Kneipp (1821–1897) benannten Heilanwendungen sind Teil eines Behandlungssystems, das zur Vorbeugung und Behandlung von Krankheiten z. B. auch Heilpflanzenanwendungen, Bewegungs- und Ernährungsgrundsätze empfiehlt. Am bekanntesten sind hierbei jedoch die Wasseranwendungen (Hydrotherapie) wie Kneippgüsse oder Tau- und Wassertreten. Die ergänzend zur schulmedizinischen Behandlung eingesetzten Kneippanwendungen wirken über ein Reizsystem, das die natürlichen Körperreaktionen auf warme und vor allem kalte Wasseranwendungen heiltherapeutisch nutzt. Behandelt werden dabei z. B. Kreislaufbeschwerden, vegetative Störungen, orthopädische Erkrankungen, Abwehrschwäche und bestimmte Atemwegserkrankungen wie z. B. Bronchitis.

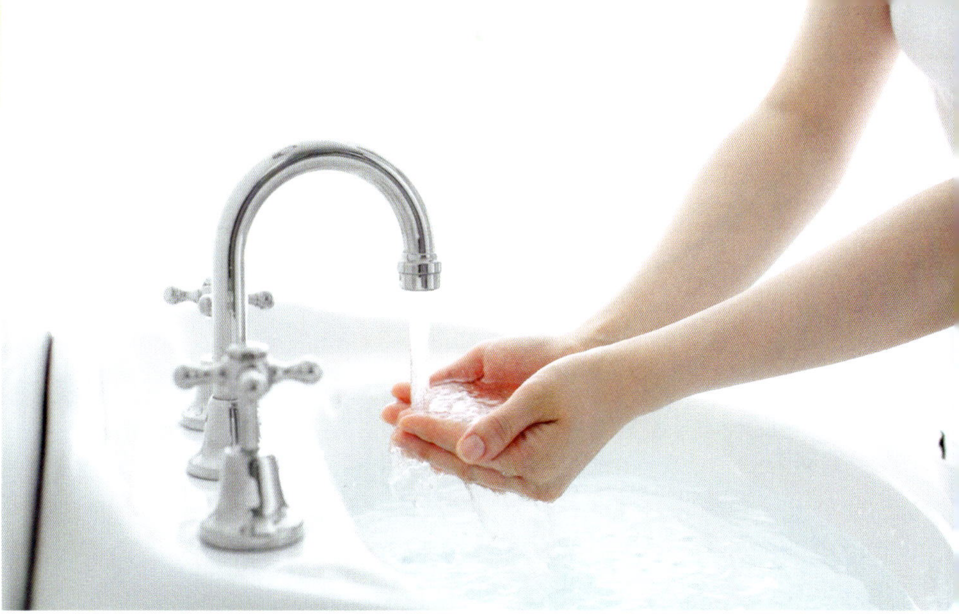

Armbäder

Kaltes Armbad

Kalte Armbäder stärken die Immunabwehr, regen den Stoffwechsel an, wirken durchblutungsfördernd auf das Herz und die Arme sowie erfrischend bei Müdigkeit und Abgeschlagenheit. Zudem können sie Schmerzen im Ellbogenbereich lindern.

Achten Sie darauf, dass Ihre Arme zu Beginn des Armbads warm sind. Füllen Sie das Waschbecken mit kaltem Wasser (12 bis 18 °C). Tauchen Sie beide Arme bis zu den Ellbogen etwa 30 bis 40 Sekunden lang in das Wasser, bis sich ein Kältegefühl bemerkbar macht. Atmen Sie dabei ruhig weiter. Wenn Sie möchten, können Sie auch den Nacken vorsichtig mit kaltem Wasser bestreichen. Nehmen Sie dann die Arme wieder aus dem Wasser und streifen Sie sie sanft ab.

Wechselarmbad

Wechselarmbäder eigenen sich vor allem bei Durchblutungsstörungen der Arme und des Kopfes sowie zur Vorbeugung bei Koronarer Herzkrankheit. Vorsicht: nicht bei instabilen Herzkrankheiten anwenden.

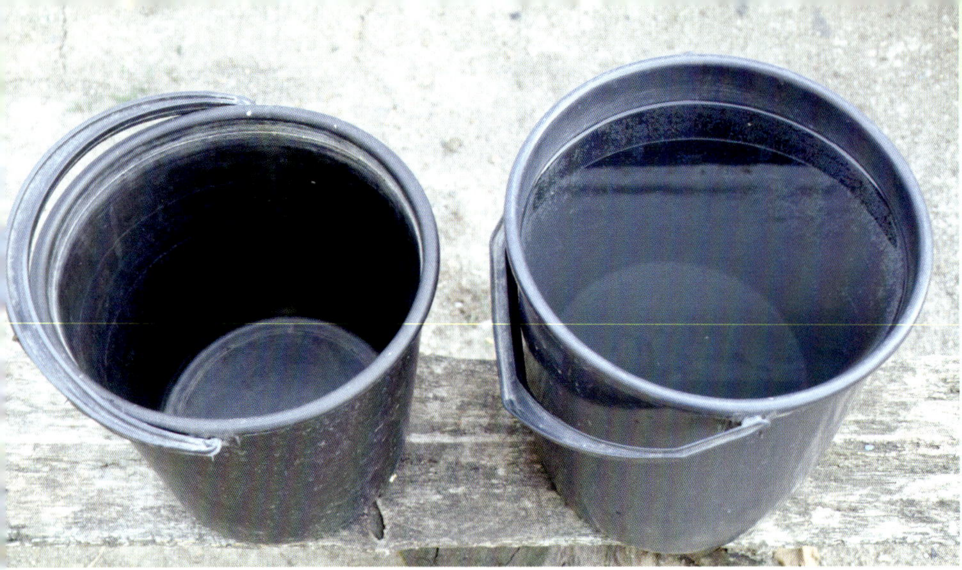

Nehmen Sie zwei große Eimer (15 bis 20 Liter) und füllen Sie einen mit warmem, den anderen mit möglichst kaltem Wasser. Tauchen Sie nun Ihre Arme bis zu den Ellbogen etwa fünf Minuten in das warme Wasser und anschließend 10 bis 15 Sekunden lang in das kalte Wasser, bis Sie einen Kälteschmerz fühlen. Dann wechseln Sie wieder für fünf Minuten ins warme Wasser und anschließend wieder ins kalte. Mit der kalten Anwendung beenden Sie das Armbad und streifen das Wasser ab.

Ansteigendes Armbad

Ansteigende Armbäder wirken gefäßerweiternd auf Kopf und Oberkörperorgane, kreislaufanregend und durchblutungsfördernd. Sie helfen bei Erkältungen, Asthma, Herzschwäche und unterstützend bei Angina pectoris (Vorsicht: nicht bei akuten Angina-pectoris-Anfällen anwenden, sondern Arzt oder Notarzt verständigen).

Tauchen Sie beide Arme bis zu den Ellbogen in etwa 30 °C warmes Wasser. Lassen Sie nun langsam heißes Wasser nachlaufen, sodass sich die Wassertemperatur innerhalb von 20 Minuten auf etwa 40 °C erhöht. Wenn Sie zu schwitzen beginnen, beenden Sie das Armbad. Anschließend sollten Sie mindestens eine halbe bis eine Stunde lang im Bett ruhen.

Fußbäder

Kaltes Fußbad

Ein kaltes Fußbad hilft bei Krampfadern, geschwollenen Beinen, Kopfschmerzen und Nasenbluten. Auch bei Einschlafstörungen kann es angewendet werden. Tauchen Sie Ihre beiden Füße in einer Fußwanne o. Ä. in ca. 15 °C kaltes Wasser und lassen Sie sie etwa 15 bis 30 Sekunden darin. Ziehen Sie danach dicke Wollsocken über die nassen Füße.

Ansteigendes Fußbad

Ein ansteigendes Fußbad hilft bei Halsentzündung und Bronchitis, bei Gefäßkrämpfen, beginnenden Erkältungen, Schüttelfrost und kalten Füßen. Auch asthmatische Zustände und rheumatische Beschwerden können gemildert werden. Auf keinen Fall sollte es bei Venenerkrankungen (z. B. Krampfadern) angewendet werden.
Stellen Sie beide Füße in eine mit ca. 33 bis 35 °C warmem Wasser gefüllte Fußwanne. Lassen Sie innerhalb von 15 bis 20 Minuten nach und nach so lange heißes Wasser nachlaufen, bis die Temperatur auf 40 bis 42 °C angestiegen ist. Bleiben Sie noch weitere fünf Minuten im Fußbad. Dann trocknen Sie die Füße ab, ziehen warme Wollsocken an und genießen eine halbe bis eine Stunde Bettruhe.

Wechselfußbad

Wechselfußbäder können bei Einschlafstörungen, Erschöpfungszuständen, depressiven Verstimmungen sowie Abwehr- und Kreislaufschwäche und chronisch kalten Füßen helfen. Bitte wenden Sie Wechselfußbäder nicht bei ausgeprägten Krampfadern oder Thrombose an!

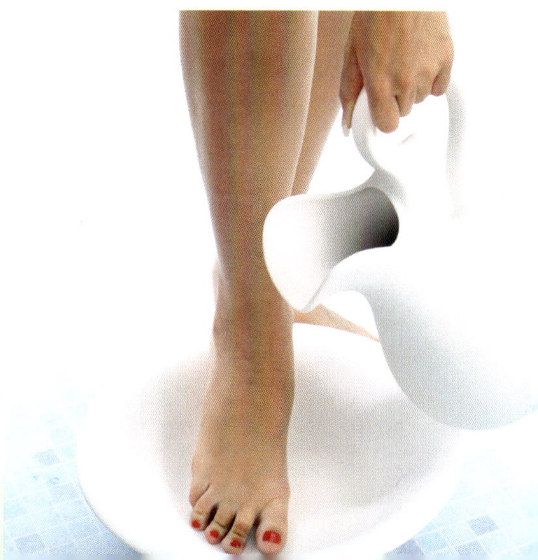

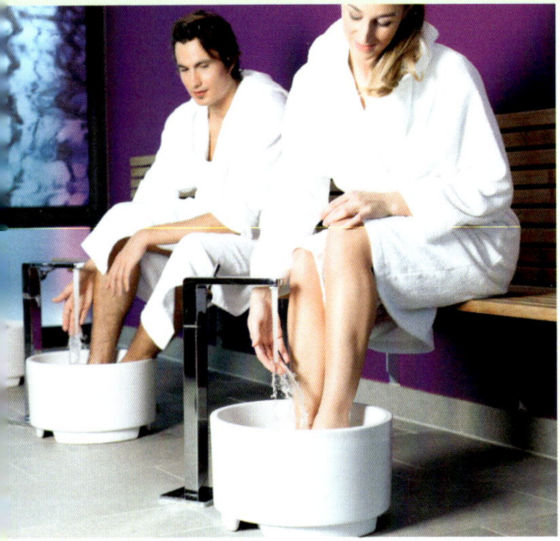

Nehmen Sie zwei große Eimer (15 bis 20 Liter) und füllen Sie den einen mit warmem, den anderen mit kaltem Wasser. Stellen Sie die Füße zunächst etwa fünf Minuten lang in das warme, dann etwa 10 bis 30 Sekunden ins kalte Wasser. Dann wechseln Sie wieder für fünf Minuten ins warme und anschließend ins kalte Wasser. Streifen Sie danach das Wasser von den Füßen und ziehen Sie warme Wollsocken an.

Güsse

Kalte Güsse werden bei Wassertemperaturen bis ca. 18 °C angewendet, warme bei ca. 38 bis 40 °C, wechselnde bei zunächst 36 bis 38 °C, dann bei 18 °C und ansteigende Güsse von etwa 30 °C bis ca. 43 °C.

Je nach Körperstelle werden verschiedene Organe angesprochen: bei einem Armguss vor allem die Brustorgane (Lunge, Herz) und der Kopf, bei einem Knie- oder Schenkelguss die Bauch- und Beckenorgane.

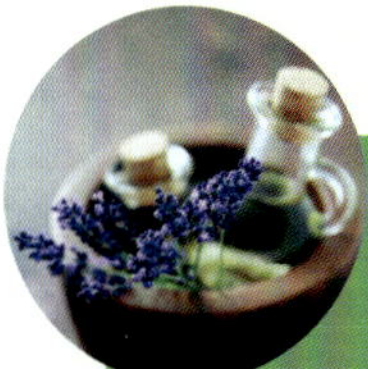

Bitte beachten

Führen Sie kalte Kneippanwendungen nie auf kalter Haut oder bei einem Kältegefühl durch. Auch unmittelbar vor dem Essen und vor sowie nach körperlicher Anstrengung sollten Sie auf Güsse verzichten. Kalte Schenkel- oder Kniegüsse sollten nicht bei Ischiasschmerzen, Nieren-Blasen-Leiden oder während der Menstruation angewendet werden. Wenn Sie unter Brustenge oder Asthma leiden, sollten Sie kalte Armgüsse nur nach ärztlicher Rücksprache anwenden.

Güsse richtig durchführen

Wärmen Sie sich zuvor durch Bewegung oder warme Güsse auf. Auch der Raum, in dem der Guss durchgeführt wird, muss warm genug sein. Atmen Sie vor dem Guss ein und mit Gussbeginn langsam wieder aus, atmen Sie dann ruhig weiter. Entfernen Sie zum Gießen am besten den Duschkopf vom Schlauch oder stellen Sie ihn so ein, dass nur ein Strahl erzeugt wird und der Strahl nicht spritzt.

Nach kalten Güssen sollten Sie für Wiedererwärmung sorgen, am besten durch (Wiederanziehen und) Bewegung, z. B. durch flottes Gehen bzw. Armschwingen oder -kreisen bei Armgüssen. Notfalls kann die Wiedererwärmung auch im warmen Bett erfolgen.

Armguss

Kalter Armguss

Armgüsse erfrischen, beleben und stärken das Immunsystem. Sie helfen zudem bei Erschöpfung, Entzündungen (z. B. Schulter, Sehnenscheiden, Ellbogen), Schwindel, Katarrh, Kreislaufschwäche sowie bei nervösen Herzbeschwerden und Herzmuskelschwäche. Auch bei leichten Durch-

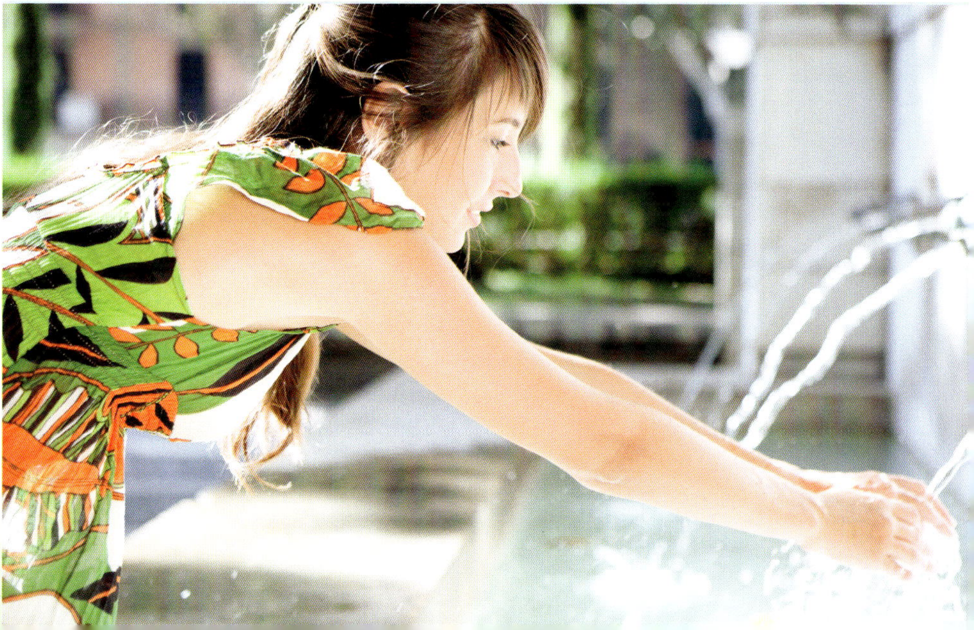

blutungsstörungen und gefäßbedingten Kopfschmerzen können sie eingesetzt werden.
Lassen Sie Ihren rechten Arm locker über den Rand der Badewanne hängen. Stellen Sie das Wasser auf kalt. Beginnen Sie außen am rechten Handrücken und führen Sie den Wasserstrahl der Dusche an der Armaußenseite entlang über die Schulter, wo Sie fünf bis zehn Sekunden lang verweilen und duschen Sie anschließend an der Arminnenseite zurück zur Hand. Zweimal wiederholen und dieselbe Prozedur am anderen Arm durchführen. Danach nicht abtrocknen, sondern lediglich das Wasser mit den Händen abstreifen.

Wechselarmguss

Hierbei gehen Sie genauso vor wie bei den kalten Armgüssen, allerdings beginnen Sie mit einem warmen Guss und führen den kalten Guss danach aus. Danach nochmals wiederholen.

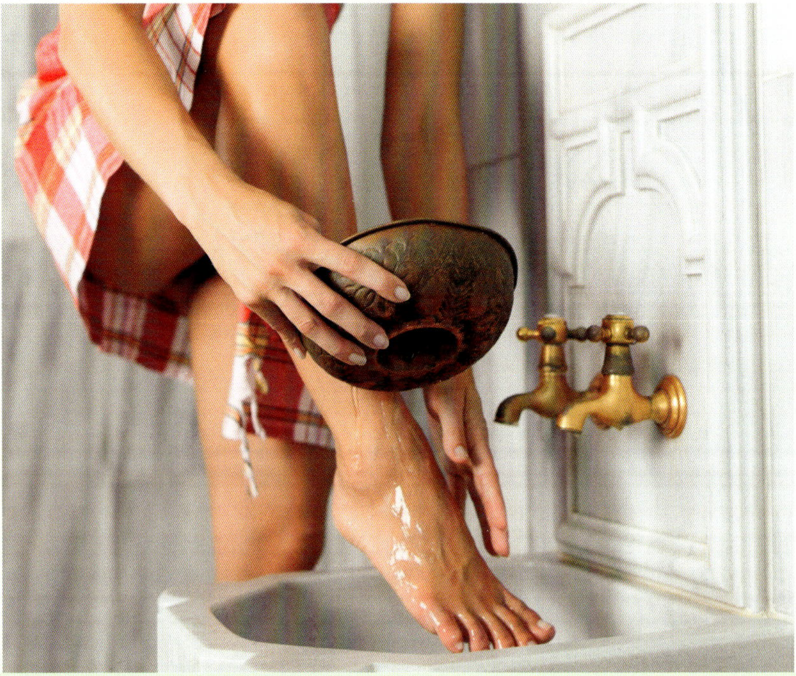

Knie- und Schenkelguss

Knieguss

Neben einer Stärkung des Immunsystems und der Venen, einer Blutdrucksenkung sowie der Durchblutungsförderung von Haut und Muskeln können Sie mit einem Knieguss auch eine beruhigende und schlaffördernde Wirkung erzielen.

Beginnen Sie am rechten Bein und leiten Sie den kalten Wasserstrahl an der Beinaußenseite nach oben über die Kniekehle. Hier halten Sie den Strahl etwa drei Sekunden und führen ihn an der Innenseite wieder nach unten. Wiederholen Sie den Vorgang auf der Vorderseite des Beins bis über das Knie. Das Gleiche machen Sie am linken Bein. Abschließend gießen Sie beide Fußsohlen mit kaltem Wasser ab.

Kalter Schenkelguss

Ein Schenkelguss entkrampft und lockert die Beinmuskeln, hilft bei entzündlichen Rücken- und Ischiasbeschwerden, bei Kniegelenks- und Hüftarthrose sowie bei Besenreisern, Krampfadern und geschwollenen Beinen. Er empfiehlt sich auch bei leichten Durchblutungsstörungen, ständig kalten Füßen, Unterleibsleiden, Hitzewallungen und gefäßbedingten Kopfschmerzen und ist zudem schlaffördernd.

Führen Sie den kalten Wasserstrahl, am Fußrücken des rechten Beins beginnend, an der Schenkelaußenseite entlang bis zum Knie (oder zur Hüfte). Lassen Sie den Strahl hier etwa 10 bis 15 Sekunden lang ruhen und führen Sie ihn an der Beininnenseite (auch hier 10 bis 15 Sekunden verharren) nach unten zurück. Wiederholen Sie dies am linken Bein. Abschließend duschen Sie die Fußsohlen ab. Danach das Wasser einfach von den Beinen abstreifen.

Alternativ können Sie den Guss auch von der Ferse aus über die Beinrückseite und über die Hüfte auf der Vorderseite der Oberschenkel zurück durchführen.

Wechselschenkelguss

Beim Wechselschenkelguss gehen Sie genauso vor wie beim kalten Guss – mit dem Unterschied, dass zunächst ein warmer Guss durchgeführt wird und der kalte Guss erst anschließend folgt. Das Ganze wird nochmals wiederholt.

Gesichtsguss

Gesichtsgüsse wirken erfrischend und helfen bei Zahnschmerzen und Migräne. Stellen Sie die Dusche auf eine angenehme Temperatur und duschen Sie Ihr Gesicht mit dem Duschschlauch langsam im Uhrzeigersinn ab.

Warmer Nackenguss

Ein warmer Nackenguss hilft bei Verspannungen, Spannungskopfschmerzen und Migräne. Stellen Sie die Duschtemperatur auf etwa 38 bis 40 °C ein und führen Sie den Wasserstrahl langsam vom rechten Handrücken aus über die Außenseite des Arms bis zur Schulter. Am Nacken angelangt, lassen Sie das Wasser einige Sekunden lang auf den Nacken laufen und bewegen den Strahl einige Male hin und her. Dann führen Sie ihn über die linke Schulter hinab zur linken Hand. Der ganze Vorgang sollte etwa drei bis fünf Minuten dauern.

Ansteigender Lenden- oder Nackenguss

Ansteigende Güsse im Lenden- oder Nackenbereich können Rheuma lindern. Auch bei Verspannungen und Schmerzen (z. B. Halssteifigkeit, Hexenschuss) und Folgeerkrankungen wie Kopfschmerzen und Migräne, Ohrgeräuschen sowie Schmerzen in Beinen und Armen können sie helfen. Achtung: nicht anwenden bei Bluthochdruck, (Nerven-)Entzündungen im betreffenden Bereich, Herzerkrankungen und Herzschwäche sowie bei Schilddrüsenbeschwerden und Augenkrankheiten wie grauem oder grünem Star.

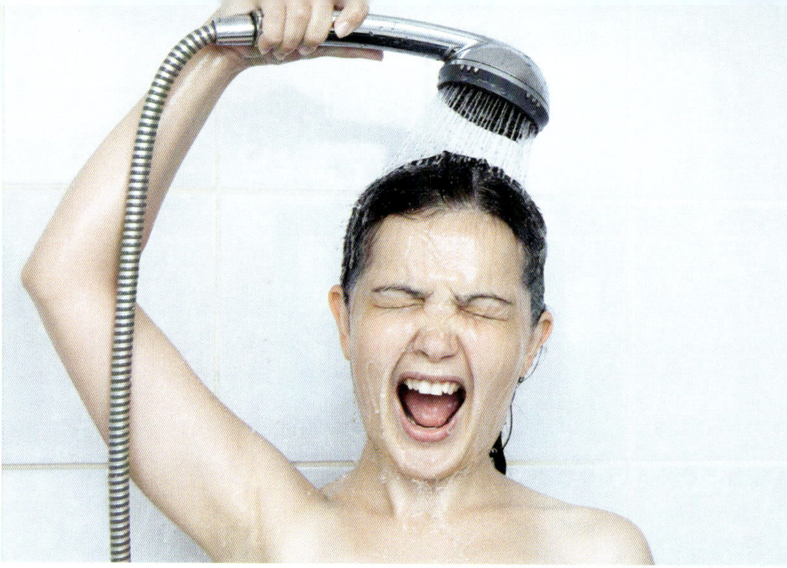

Führen Sie die Behandlung entweder in der Badewanne sitzend oder bei Nackengüssen über die Badewanne gebeugt durch. Beginnen Sie bei etwa 18 bis 22 °C und steigern Sie die Temperatur langsam, bis das Wasser heiß ist. Anschließend wickeln Sie Nacken oder Lendenbereich in ein dickes Handtuch ein und ruhen mindestens eine halbe Stunde lang im vorgewärmten Bett.

Wechselduschen

Wechselduschen wirken kreislaufanregend, immunstärkend und durchblutungsanregend. Sie helfen bei Erschöpfung, depressiven Verstimmungen und Einschlafstörungen.

Stellen Sie sich in die Dusche und duschen Sie sich zunächst zwei bis drei Minuten lang warm ab. Stellen Sie den Strahl dann auf „kalt“ und führen Sie ihn vom linken Fuß aus auf der Beinrückseite bis zum Gesäß. Wechseln Sie dann zum rechten Bein. Anschließend duschen Sie von den Fingerspitzen der rechten Hand aus die Armaußenseite entlang bis zur Schulter und wechseln danach zum linken Arm. Am Schluss spritzen Sie kurz Brust, Bauch und Rücken ab und duschen nochmals zwei bis drei Minuten lang warm. Dann wiederholen Sie die kalte Anwendung.

Wassertreten

Wassertreten wirkt durchblutungs-, kreislauf- und stoffwechselanregend. Es hat sich vor allem bei schweren, geschwollenen Beinen sowie Venenproblemen (z. B. Krampfadern), Kopfschmerzen und Migräne sowie – regelmäßig durchgeführt – bei Abwehrschwäche bewährt. Aber auch bei Erschöpfung, Depressionen, Stress und Schlafstörungen kann Wassertreten helfen. Es kann z. B. in einem Tretbecken oder in einem Bach, aber auch zu Hause in der Badewanne durchgeführt werden. Hierzu füllen Sie die Badewanne bis eine Handbreit unter der Kniekehle mit kaltem Wasser. Stellen Sie sich ins Wasser und schreiten Sie im Storchenschritt hindurch (in der Badewanne auf der Stelle treten). Hierbei heben Sie ein Bein vollständig mit Zehenspitzen nach unten aus dem Wasser. Wenn der Kältereiz zu stark wird, hören Sie auf. Führen Sie das Wassertreten nicht länger als eine Minute durch. Danach das Wasser abstreifen, Socken anziehen und durch Bewegung aufwärmen.

Tautreten und Schneegehen

Tautreten wirkt abwehrstärkend, kräftigt die Fußmuskeln sowie die Venen- und Wadenmuskelpumpe und hilft bei Fußschweiß und Kopfschmerzen. Gehen Sie dazu morgens barfuß etwa zwei bis drei Minuten über taufrisches Gras oder 20 bis 30 Sekunden durch frischen Schnee. Ziehen Sie Socken über die nassen Füße und sorgen Sie für Wiedererwärmung.

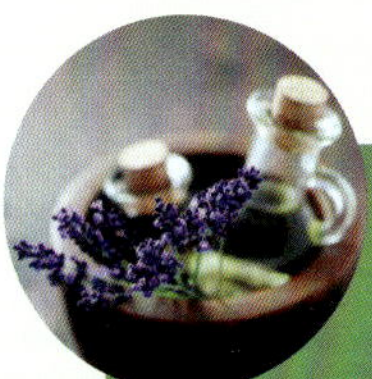

Vorsicht

Bei Herz-Kreislauf- und Blutdruck-Störungen, zurückliegendem Herzinfarkt sowie Fieber sollten Sie vor Bäder- und Kneippanwendungen immer Ihren Arzt befragen. Wenn Sie schon vor der Anwendung frösteln oder bereits erkältet sind, sollten Sie Kneippanwendungen nicht durchführen.

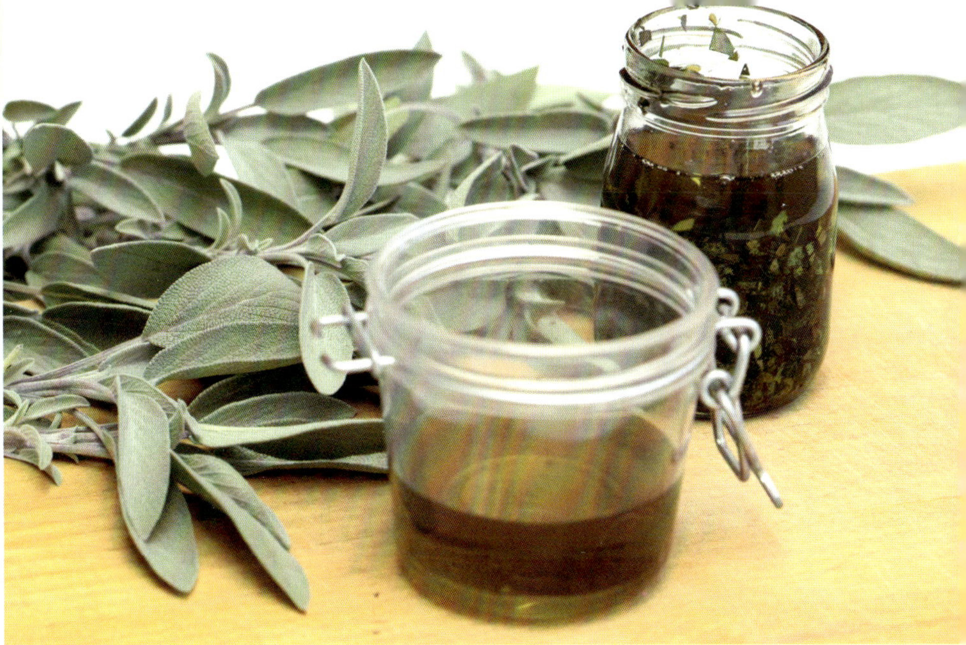

Öle

Öle können durch das Auspressen von Heilpflanzensamen und -früchten hergestellt werden. Dies ist jedoch relativ aufwendig, da hierzu eine spezielle Ölpresse benötigt wird. Pflanzliche Inhaltsstoffe lassen sich jedoch auch meist gut in Öl lösen. Pflanzenöle können mit getrockneten oder frischen Pflanzen als Heiß- oder Kaltauszug hergestellt werden, wobei Kaltauszüge mehr wirksame Heilstoffe enthalten als Heißextrakte. Für Ölauszüge eignen sich z. B. Johanniskraut, Anis, Lavendel, Kampfer, Rosmarin, Thymian, Minze oder Rainfarn. Kräuteröle werden meist zur äußerlichen Anwendung (Einreibung, Bestreichen betroffener Körperstellen) eingesetzt oder dienen als Grundlage von Salben, Cremes oder Massageölen, z. B. auch innerlich anwenden.

Kalte Extraktion

Die kalte Extraktion eignet sich vor allem bei weichen Pflanzenteilen wie Blättern oder Blüten. Nehmen Sie dazu getrocknete oder die dreifache Menge an frischen Kräutern (z. B. 250 Gramm getrocknete oder

750 Gramm frische Kräuter auf 500 Milliliter Öl) und schneiden Sie sie möglichst klein. Füllen Sie die Kräuter in eine sterile Flasche oder ein Glas und übergießen Sie sie mit Oliven- oder Sonnenblumenöl, sodass das Öl die Kräuter um zwei Fingerbreit überdeckt. Lassen Sie die Flasche dann gut verschlossen zwei bis sechs Wochen lang an einem warmen, sonnigen Ort stehen, wobei Sie sie täglich kräftig schütteln. Anschließend filtern Sie die Pflanzenteile über einen Kaffeefilter oder ein dünnes Leinentuch ab (Pflanzenteile gut auspressen) und füllen das Öl in eine dunkle, luftdicht verschließbare Flasche ab. Bewahren Sie das Öl an einem dunklen Ort auf.

Heiße Extraktion

Die heiße Extraktion eignet sich besonders für harte Pflanzenteile wie Wurzeln, am besten in getrocknetem Zustand. Wenn Sie frische Kräuter nehmen, sollten diese möglichst trocken sein.

Geben Sie dazu 250 Gramm getrocknete oder frische, zerkleinerte Kräuterteile mit 500 Millilitern Pflanzenöl in einen Topf und lassen Sie das Öl in einem Wasserbad etwa eine Viertelstunde lang köcheln. Lassen Sie das Öl danach abkühlen, füllen Sie es in eine Flasche oder ein Glas und stellen Sie es an einen warmen, sonnigen Platz. Lassen Sie das Öl einen bis drei Tage ziehen, dabei gelegentlich schütteln. Filtern Sie es dann über einen Kaffeefilter in eine dunkle, sterile, luftdicht verschließbare Flasche ab.

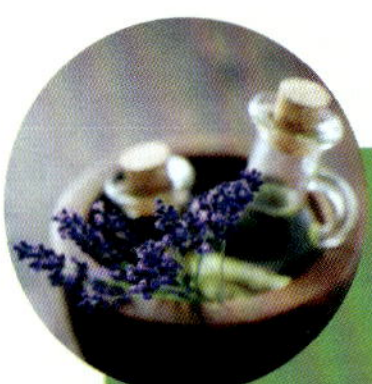

Lagerung und Haltbarkeit

Beschriften Sie das Öl mit Inhalt und Datum der Herstellung. Dunkel gelagert (z. B. im Kühlschrank) sind Kräuteröle mindestens ein Jahr lang haltbar, wobei Ölauszüge aus frischen Kräutern schneller verderben als solche aus getrockneten Kräutern. Zur besseren Haltbarkeit können Sie nach der Herstellung einige Tropfen ätherisches Öl hinzugeben.

Anwendungsbeispiele

- Johanniskrautöl bei rheumatischen Beschwerden, Nervenschmerzen, stumpfen Verletzungen und Hautproblemen: Kaltauszug aus 1 ½ Handvoll frischen Johanniskrautblüten auf 250 Milliliter Öl, vier bis sechs Wochen ziehen lassen. Bei Bedarf auf der betroffenen Stelle einreiben.
- Pfefferminzöl bei Verspannungen und Schmerzen: Kaltauszug aus zwei Handvoll Pfefferminzblättern auf 500 Milliliter Öl, sechs Wochen ziehen lassen. Bei Bedarf auf der betroffenen Stelle einreiben oder einmassieren.
- Schafgarbenöl bei Menstruationskrämpfen und Bauchschmerzen: Kaltauszug aus zwei Handvoll Schafgarbenblüten auf 250 Milliliter Öl, drei bis vier Wochen ziehen lassen. Bei Bedarf einige Tropfen des Öls sanft in Bauch- bzw. Unterleibsgegend einmassieren.

Säckchen und Kissen

Kräutersäckchen und -kissen wirken im Rahmen einer Aromatherapie über den Geruchssinn. Sie werden z. B. unter oder neben das Kopfkissen bzw. in den Nacken gelegt und die Düfte werden eingeatmet. Wenn der Duft nachlässt, werden die Kräuter einfach gegen neue ausgetauscht.

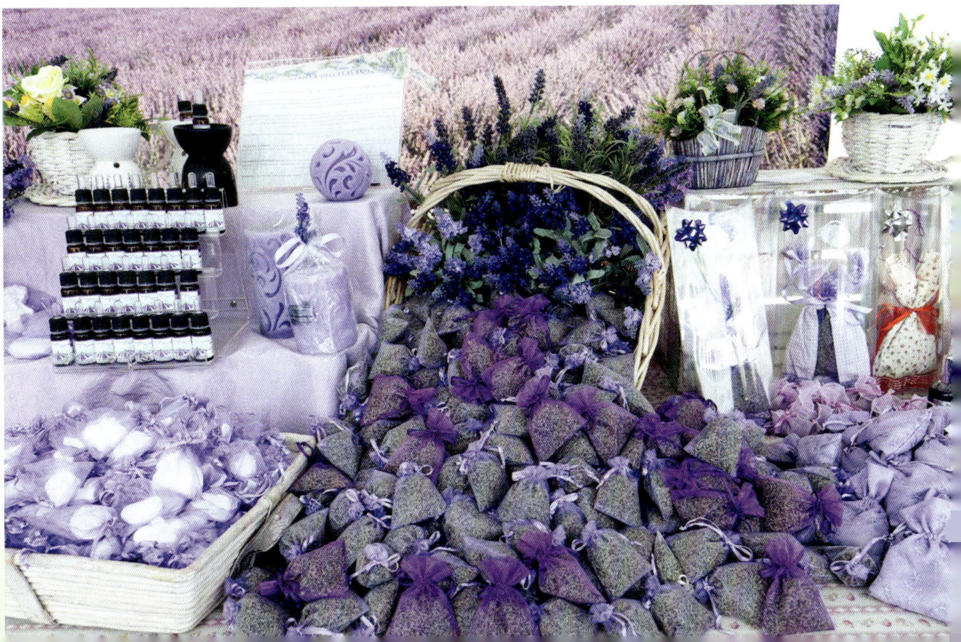

Herstellung eines Kräuterkissens

Für ein Kräuterkissen benötigen Sie einen kleinen Kissenbezug sowie getrocknete Kräuter nach Wahl. Entfernen Sie die Stängel und sonstige harte Teile und zerkleinern Sie die Kräuter gut. Vermischen Sie sie miteinander, füllen Sie sie in den Kissenbezug und vernähen Sie ihn an den Seiten.

Anwendungsbeispiele

- Einschlafkissen: Bei Schlafstörungen mischen Sie Melisse, Baldrianblüten, Lavendelblüten und Hopfenzapfen.
- Menstruationskissen: Bei Unterleibs- und Menstruationsbeschwerden nehmen Sie ein Kissen mit getrocknetem Beifußkraut. Ca. 15 Minuten unter den Kopf legen und die ätherischen Öle einatmen.
- Gute-Stimmung-Kissen: Bei Nervosität, depressiver Verstimmung und Frühjahrsmüdigkeit füllen Sie ein Kissen mit Johanniskrautblüten und legen es in den Nacken.
- Atemwegskissen: Ein Kissen aus Thymian und Holunderblüten und -blättern befreit die Atemwege.

Herstellung eines Duftsäckchens

Entweder Sie kaufen einen fertigen kleinen Stoffbeutel oder Sie nähen aus einem Stück Stoff selbst einen. Hierzu drehen Sie den Stoff auf links und klappen ihn in der Mitte gefaltet aufeinander. Vernähen Sie den Seitenrand und den unteren Rand, wenden Sie das Säckchen und füllen Sie je nach Säckchengröße getrocknete, zerkleinerte Kräuter Ihrer Wahl hinein. Verschließen Sie die noch offene Seite mit einer Schnur oder nähen Sie das Säckchen zu.

Anwendungsbeispiele

- Anti-Kopfweh-Duftsäckchen: Füllen Sie bei Kopfschmerzen ein Duftsäckchen mit Pfefferminzblättern und legen Sie es unter Ihr Kopfkissen.

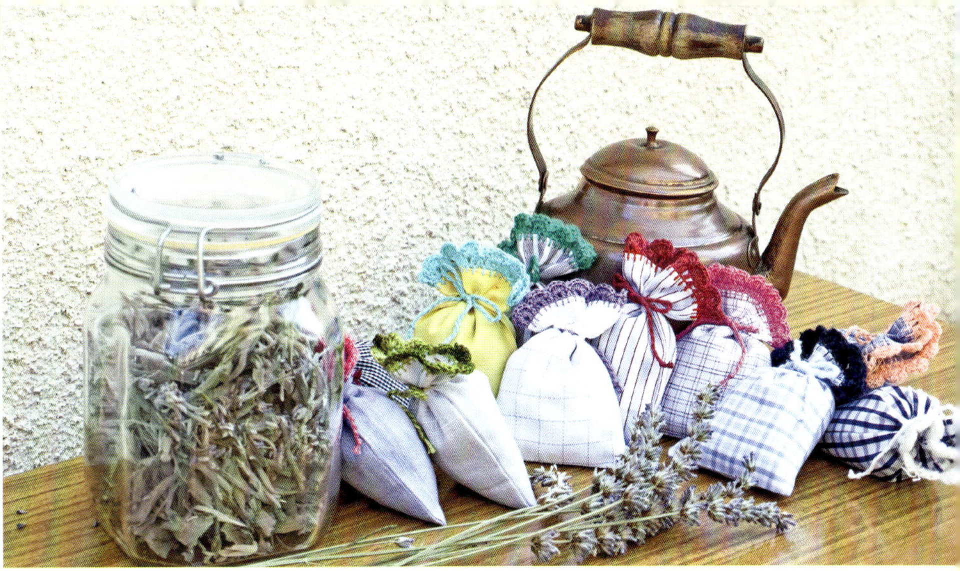

- Beruhigungssäckchen: Bei Stress und innerer Anspannung mischen Sie Zitronenverbenenblätter, gemörserte Dillsamen sowie Lavendel-, Orangen und Kamillenblüten und legen das Säckchen neben das Kopfkissen.
- Konzentrationsduftsäckchen: Bei Konzentrationsbeschwerden eine Mischung aus Rosenblüten, Rosmarin, Thymian, Pfefferminze, Melisse, Zitronenverbene, Basilikum und Lavendel herstellen.

Heißes Säckchen

Heiße Säckchen wirken nicht nur über die pflanzlichen Inhaltsstoffe, sondern zusätzlich auch über die Wärme. Vor allem bei Schmerzen (z. B. Bauch- oder Muskelschmerzen) werden sie auf die betroffene Stelle aufgelegt.

Nehmen Sie hierzu ein fertiges Leinensäckchen oder nähen Sie selbst eines, füllen Sie es mit den passenden Kräutern und verschließen Sie es gut. Dann erwärmen Sie es, z. B. mithilfe einer oder mehrerer Wärmflasche(n) oder indem Sie es kurz über Wasserdampf hängen (z. B. in einem Sieb), in kochendes Wasser legen (Vorsicht: Verbrennungsgefahr) oder im Ofen erhitzen. Lassen Sie es so weit abkühlen, bis Sie es

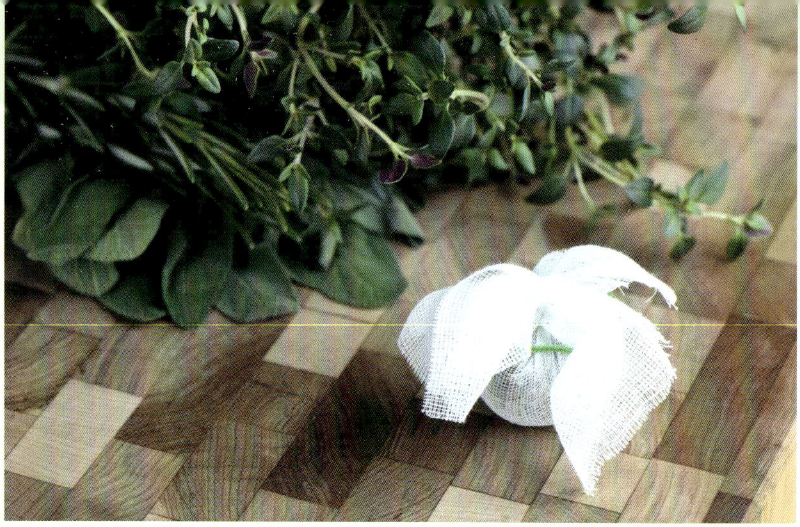

auf der Haut aushalten können, ohne sich zu verbrennen. Dann legen Sie es auf die betroffene Stelle auf und decken es mit einem Handtuch ab. Etwa eine halbe Stunde einwirken lassen.

Rezepte

Rosskastaniensäckchen bei Gesichtsneuralgien

Schälen Sie ein paar frische Rosskastanien und schneiden Sie sie in dünne Scheiben. Lassen Sie die Kastanienscheiben an einem warmen, trockenen Ort vollständig trocknen. Füllen Sie sie dann in ein Säckchen, erwärmen Sie es bei Bedarf im Backofen und legen Sie es auf die schmerzende Stelle.

Kamillen- oder Zwiebelsäckchen bei Ohrenschmerzen und Mittelohrentzündung

Geben Sie eine Handvoll getrocknete Kamillenblüten bzw. eine geschälte und kleingehackte Zwiebel in ein Säckchen, binden sie es zusammen und erhitzen Sie es über Wasserdampf oder mit einer Wärmflasche. Das gut durchwärmte Säckchen legen Sie auf das schmerzende Ohr, fixieren es mit einem Schal oder einer Mütze und lassen es eine halbe Stunde einwirken. Dreimal täglich wiederholen.

Säfte

Heilpflanzenfrischsäfte werden meist eingenommen, sie können jedoch auch äußerlich, z. B. zum Betupfen erkrankter Körperstellen, verwendet werden. Saft wird in den Regel durch Auspressen einer Pflanze, Frucht oder Wurzel gewonnen. Geben Sie hierzu die gewählten Pflanzenteile zerkleinert in einen Entsafter. Trockene Wurzeln schneiden Sie zuvor klein und übergießen sie mit Wasser, dann lassen Sie das Ganze kurz ziehen. Da Pflanzensäfte eine geringe Haltbarkeit haben, sollten sie möglichst frisch zubereitet werden. In kleine Flaschen abgefüllt und gut verschlossen, können sie jedoch notfalls auch einige Wochen lang im Kühlschrank aufbewahrt werden.

Rezepte

Spitzwegerichsaft bei Magen-Darm-Störungen, Husten und Verdauungsbeschwerden

Waschen und zerkleinern Sie eine Schüssel voll frischer Spitzwegerichblätter und benetzen Sie sie mit etwas Wasser. Zugedeckt drei Stunden stehen lassen, im Mixer pürieren und durch ein Tuch auspressen. Verdünnen Sie den ausgepressten und aufgefangenen Saft im Verhältnis 1:1 mit Wasser und trinken Sie ihn frisch.

Rettichsaft bei Husten

Schälen Sie eine Rettichwurzel und reiben Sie sie klein. Pressen Sie den Saft danach in einer Saftpresse aus. Nehmen Sie davon mehrmals täglich ein bis zwei Esslöffel ein. Vorsicht: Da es bei der Dauereinnahme zu Magenreizungen kommen kann, sollte die kurmäßige Anwendung eine Dauer von drei bis vier Wochen nicht überschreiten.

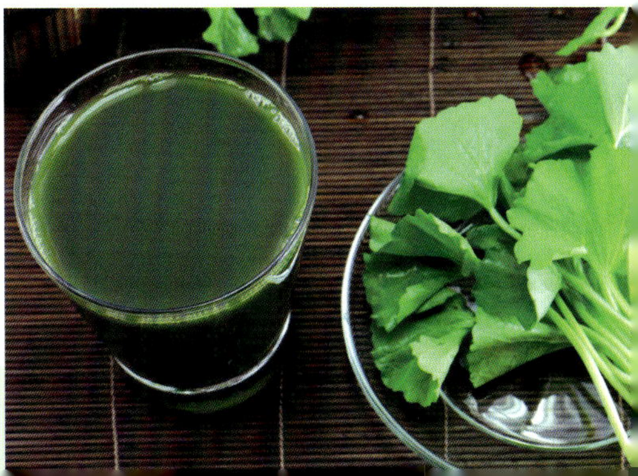

Zitronensaftkur gegen Abwehrschwäche

Pressen Sie täglich zwei biologisch angebaute Zitronen aus und nehmen Sie den Zitronensaft mit ein wenig Honig, Orangen- oder Holunderbeerensaft gemischt zu sich. Die Einnahme erfolgt kurmäßig mindestens vier bis sechs Wochen lang.

Sirup

Sirup hat sich schon lange als Hausmittel bewährt. Die bitteren Kräuter werden durch die Süße des Zuckers oder Honigs auch für Kinder bekömmlich gemacht. Vor allem Erkältungen und Husten sind bekannte Anwendungsgebiete, aber auch andere Beschwerden können mit Sirups behandelt werden. Sirups können z. B. aus Tees, aber auch aus Saft hergestellt werden.

Sirup aus Tee herstellen

Geben Sie 50 Gramm getrocknete Kräuter in einen Topf mit einem halben Liter Wasser und kochen Sie die Mischung kurz auf. Nehmen Sie den Topf vom Herd und lassen Sie das Ganze zugedeckt drei Tage lang stehen, bevor Sie die Pflanzenteile abseihen. Kochen Sie den Tee nochmals auf und geben

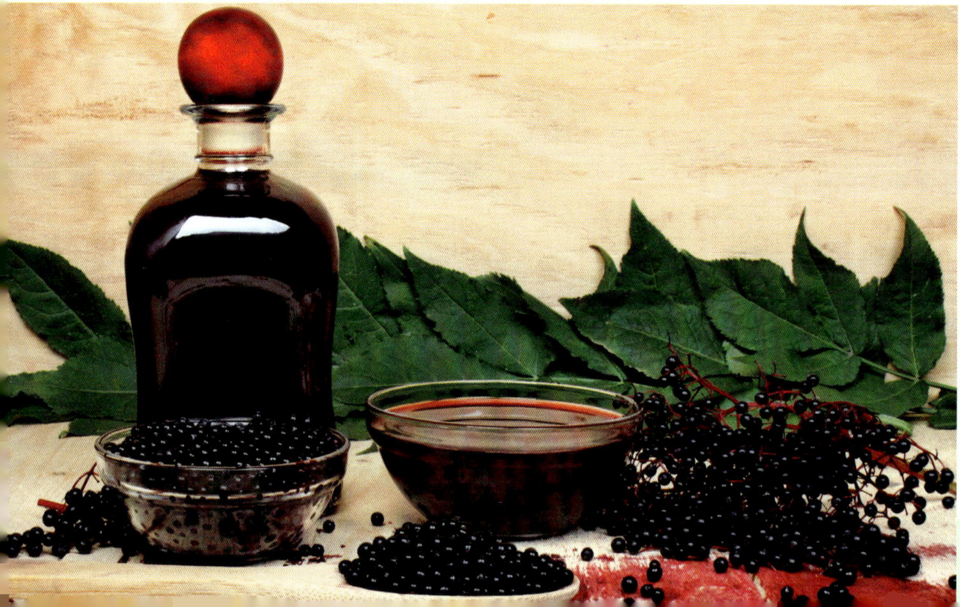

Sie 250 Gramm Rohrzucker oder Honig unter Rühren hinzu, bis er sich ganz aufgelöst hat. Lassen Sie den Sirup abkühlen und füllen Sie ihn in sterile, dunkle Flaschen ab. Die Flaschen sollten mit einem Korken verschließbar sein, da Schraubverschlussflaschen bei eventuellem Gären bersten können. Den Sirup können Sie pur oder in einem Glas Tee oder Wasser einnehmen.

Rezept

Gänseblümchensirup bei Bronchitis und Regelschmerzen

Übergießen Sie zwei Handvoll gewaschene Gänseblümchen mit 500 Millilitern Wasser. Lassen Sie das Ganze über Nacht stehen und sieben Sie die Pflanzenteile am nächsten Tag durch ein feines Sieb oder ein Tuch ab (gut auspressen). Geben Sie die Flüssigkeit mit 300 Gramm braunem Kandiszucker in einen Topf und lassen Sie die Mischung so lange köcheln, bis ein zähflüssiger Sirup entstanden ist. Zusammen mit einigen Gänseblumenblütenköpfchen in ein gut verschließbares Gefäß abfüllen und noch heiß verschließen.

Tee

Die verbreitetste Zubereitungsart für getrocknete oder frische Pflanzenteile ist der Tee. Neben der innerlichen Anwendung kann man mit Tees auch gurgeln, Umschläge (s. S. 21 f.) daraus zubereiten oder sie als Gesichtsdampfbad oder Inhalationen (s. S. 37 f.) anwenden. Meist werden getrocknete Kräuter verwendet. Frische Kräuter müssen zuvor kleingeschnitten werden und Sie benötigen hierfür die dreifache Menge. Tees werden meist in Form von Aufgüssen oder Abkochungen hergestellt. Einige Kräuter verlieren durch Erhitzung jedoch ihre Heilwirkung, weshalb man Sie nicht überbrühen darf. Stattdessen können Sie in diesem Fall einen Kaltauszug herstellen. Daneben eignen sich Kaltauszüge auch bei zarten Blüten oder schleimhaltigen bzw. weichen Wurzeln (z. B. Baldrianwurzel, Engelwurz). Vor allem bei harten Pflanzenteilen wie Wurzeln,

Rinden und Hölzern bereitet man oft Abkochungen zu, bei denen die Pflanzenteile zunächst in Wasser angesetzt und dann aufgekocht werden.

Teeaufguss

Lassen Sie eine Tasse Wasser aufkochen und übergießen Sie etwa einen Teelöffel (Mengenangaben in den Rezepten beachten) der Kräuter mit dem heißen Wasser. Lassen Sie den Tee abgedeckt etwa zehn Minuten lang ziehen und seihen Sie ihn danach ab. Trinken Sie den Tee über den Tag verteilt in kleinen Schlucken.

Kaltauszug herstellen

Setzen Sie je nach Heilpflanze ca. einen Teelöffel bis einen Esslöffel der Kräuter (Mengenangaben in den Rezepten beachten) über Nacht zugedeckt in einer Tasse kaltem Wasser an. Am nächsten Tag seihen Sie die Mischung ab und erwärmen sie vorsichtig auf Trinktemperatur. Trinken Sie den Tee dann über den Tag verteilt in kleinen Schlucken.

Abkochung

Abkochungen (bzw. Absude) können entweder mit kaltem oder heißem Wasser angesetzt werden (z. B. ein bis zwei Teelöffel der Pflanzenteile

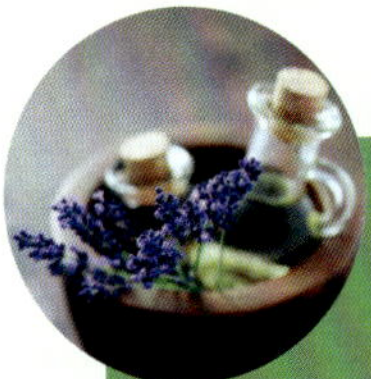

Heiltees süßen?

Ob Sie Ihren Tee gesüßt oder ungesüßt trinken, bleibt ganz Ihrem persönlichen Geschmack überlassen. Unter den Süßungsarten ist Honig zu empfehlen, da auch er eine heilende Wirkung, z. B. bei Husten, hat. So enthält etwa Waldhonig Harze und ätherische Öle, die bei Halsentzündungen und Atemwegserkrankungen helfen. Dabei sollten Sie den Honig erst zugeben, wenn der Tee schon ein wenig abgekühlt ist, damit die Wirkstoffe des Honigs nicht verloren gehen.

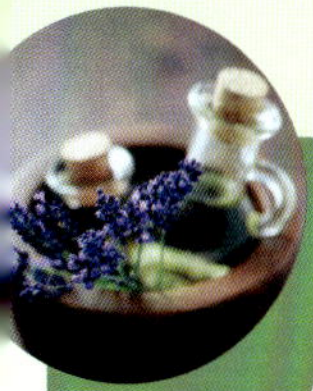

Nicht bei Pflanzen mit ätherischen Ölen

Kräuter, die viele ätherische Öle beinhalten, wie z. B. Liebstöckel-, Angelika- oder Baldrianwurzel, dürfen nicht abgekocht werden, da sich die ätherischen Öle dabei mit dem Wasserdampf verflüchtigen würden.

auf eine Tasse Wasser zur Einnahme oder 100 Gramm getrocknete bzw. 300 Gramm frische Pflanzenteile auf einen Liter Wasser für einen Badezusatz). Teilweise werden die Pflanzenteile auch über Nacht angesetzt. Danach lassen Sie die Pflanzenteile im zugedeckten Topf köcheln, damit möglichst viele Wirkstoffe gelöst werden. Die Kochdauer liegt meist etwa bei 10 bis 30 Minuten. In der Regel werden die Pflanzenteile nach dem Kochen und einigen Minuten Ziehzeit abgefiltert oder abgeseiht und die zurückgebliebenen Pflanzenteile möglichst ausgepresst.

Rezepte

Brennnesselblättertee bei niedrigem Blutdruck, Blasenentzündung, Prostatavergrößerung, Arthrose, Rheuma, Gicht und Abwehrschwäche

Lassen Sie einen Viertelliter Wasser aufkochen und geben Sie einen Esslöffel getrocknete Brennnesselblätter (oder drei Esslöffel frische Blätter) hinzu. Kochen Sie die Blätter kurz, nehmen Sie den Topf vom Herd, lassen Sie den Tee zehn Minuten zugedeckt ziehen und seihen Sie ihn ab. Trinken Sie über den Tag verteilt höchstens einen Viertelliter davon. Vorsicht: Wenden Sie Brennnesseltee höchstens drei Wochen nacheinander an, denn er wirkt stark ausschwemmend.

Baldriantee bei Herzbeschwerden, depressiven Verstimmungen, Nervosität und Schlafstörungen

Zerkleinern Sie zwei Teelöffel frische Baldrianwurzel und übergießen Sie

sie mit einer Tasse kaltem Wasser. Lassen Sie das Ganze über Nacht ziehen, seihen Sie die Pflanzenteile ab und erwärmen Sie den Tee leicht. Trinken Sie bei Schlafstörungen über den Tag verteilt mehrere Tassen.

Eichenrindensud bei Fußpilz und Fußschweiß

Setzen Sie 500 Gramm getrocknete Eichenrinde in einem großen Topf mit vier bis fünf Liter Wasser an. Lassen Sie das Ganze 15 bis 20 Minuten lang kochen und anschließend einige Stunden ziehen und seihen Sie die Pflanzensteile ab. Erwärmen Sie dann den Sud und nehmen Sie darin etwa zehn Minuten lang ein Fußbad. Dabei immer wieder warmes Wasser nachgießen. Sie können die Anwendung täglich kurmäßig durchführen, die Anwendungsdauer sollte jedoch zwei bis drei Wochen nicht überschreiten.

Tinktur

Während Teeaufgüsse nur die wasserlöslichen Inhaltsstoffe der verwendeten Pflanze enthalten, können mithilfe von Tinkturen auch schwerer lösliche Bestandteile in die Zubereitung übergehen. Bei Tinkturen wird Alkohol wie Branntwein, Weingeist oder Ethanol als Lösungsmittel verwendet (Faustregel: ein Teil Pflanzenteile auf fünf Teile Alkohol). Dieser sorgt zudem für eine gute Haltbarkeit (bis zu zwei Jahre). Geeignete Pflanzen sind z. B. Angelika, Anis, Arnika, Beifuß, Enzian, Melisse, Rosmarin, Thymian, Wacholder, Wegwarte und Wermut. Tinkturen können je nach Heilpflanze innerlich angewendet werden oder als Einreibungen, Umschläge oder Salbenzusatz dienen.

Tinkturen herstellen

Zerkleinern Sie die ausgewählten getrockneten oder frischen Pflanzenteile und füllen Sie sie in ein steriles, durchsichtiges Schraubdeckelglas. Gießen Sie dann den Alkohol wie z. B. Weingeist (70 % Vol.) oder Doppelkorn (40 % Vol.) darüber. Schließen Sie das Glas und stellen Sie es zwei

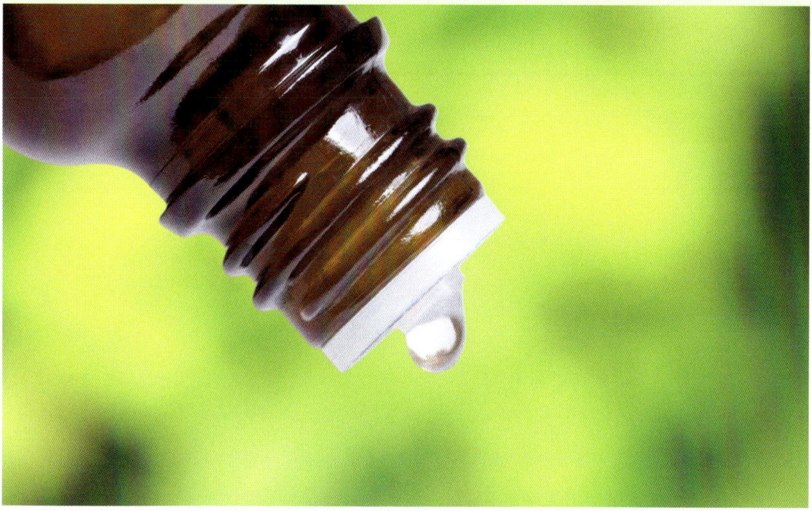

bis sechs Wochen an einen warmen Platz (dabei täglich schütteln). Seihen Sie die Tinktur dann durch einen Kaffeefilter in eine sterile, dunkle, gut verschließbare Flasche ab, wobei die zurückbleibenden Pflanzenteile ausgepresst werden. Nehmen Sie – je nach Kraut und Anwendung – ein- bis dreimal täglich 10 bis 50 Tropfen unverdünnt oder verdünnt ein.

Rosmarintinktur bei Ischias-, Nerven-, Gelenk- oder rheumatischen Schmerzen

Übergießen Sie 50 Gramm Rosmarinblätter mit 250 Gramm 70 %igem Alkohol. Lassen Sie das Ganze fest verschlossen vier Wochen lang an einem warmen, dunklen Ort ziehen (dabei ab und zu schütteln), abfiltern und abfüllen. Bei Bedarf auf der betroffenen Stelle einreiben oder verdünnt als Teilbad (s. S. 24) verwenden.

Melissentinktur bei rheumatischen Beschwerden, Schuppen und innerer Unruhe

Füllen Sie eine weiße, weithalsige Flasche zur Hälfte mit frischen, zerkleinerten Melissenblättern. Gießen Sie die Flasche mit hochwertigem

Schnaps auf, stellen Sie sie sechs Wochen lang verschlossen an einen warmen, sonnigen Platz (währenddessen gelegentlich schütteln und öffnen) und seihen Sie die Pflanzenteile danach ab. Bei rheumatischen Beschwerden die betroffene Stelle damit einreiben, bei innerer Unruhe einige Tropfen in einem Glas Wasser gelöst trinken. Bei Schuppen in die Kopfhaut einmassieren.

Tonikum

Ein Tonikum ist ein Kräftigungs- oder Stärkungsmittel für die innerliche und äußerliche Anwendung. Meist handelt es sich dabei um Tinkturen, also Alkoholauszüge, aber auch andere Herstellungsmethoden sind möglich. Tonika werden meist vorbeugend verwendet.

Brennnesseltonikum gegen Schuppen und Haarausfall

Hacken Sie 300 Gramm Brennnesselwurzeln klein und geben Sie sie zusammen mit 500 Millilitern Weinessig in einen Topf. Lassen Sie das Ganze eine halbe Stunde lang kochen und filtern Sie die Wurzelstücke ab. Abgekühlt füllen Sie das Tonikum in eine gut verschließbare Flasche. Mindestens einmal pro Woche etwa drei Minuten in die Kopfhaut einmassieren.

Waschungen

Heilkräuterwaschungen werden in der Regel mit abgekühlten Tees oder in Wasser gelösten Tinkturen durchgeführt. Die pflanzlichen Inhaltsstoffe wirken dabei über die Haut. Die Anwendungen sind vielfältig und reichen von Hautproblemen über Fieber bis hin zu Befindlichkeitsstörungen. Es gibt Ganzkörper- und Teilwaschungen. Die betreffende Stelle sollte dabei gleichmäßig mit

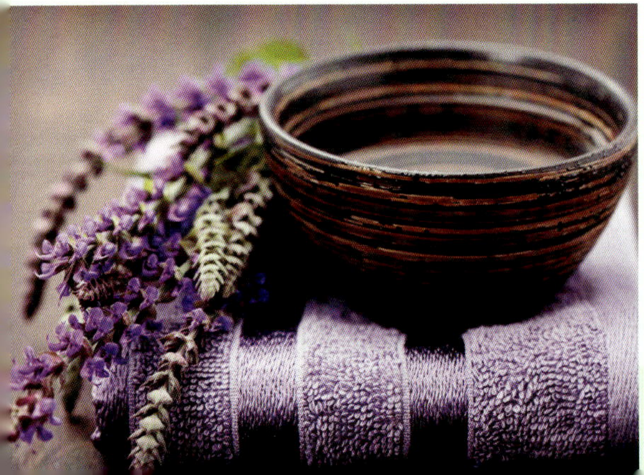

der Heilkräuterlösung benetzt werden. Hierzu nimmt man ein Handtuch oder einen Waschhandschuh, tränkt es bzw. ihn mit der Kräuterflüssigkeit und wäscht den betreffenden Körperteil damit. Nach der Waschung sollten Sie sich nicht mit Seife waschen oder abduschen bzw. abspülen (meist auch nicht abtrocknen), sondern sich anziehen und sich mindestens eine halbe Stunde lang ins warme Bett legen.

Apfelessigwaschung bei Nervosität, Unruhe und Schlafstörungen

Füllen Sie das Waschbecken mit kaltem Wasser, geben Sie zwei Esslöffel Apfelessig hinzu und vermischen Sie den Essig mit dem Wasser. Tränken Sie einen Waschlappen mit dem Essigwasser, drücken Sie ihn nur ein wenig aus und waschen Sie Ihren Oberkörper damit ab. Ziehen Sie sich, ohne sich abzutrocknen, an und ruhen Sie im Bett.

Pfefferminzwaschung bei Fieber und juckenden Ekzemen

Bereiten Sie einen Teeaufguss mit einem Teelöffel frischen Pfefferminzblättern und 300 Millilitern Wasser. Zehn Minuten bedeckt ziehen und abkühlen lassen, abseihen und in einen Liter Wasser geben (Körpertemperatur oder bis zu 10 °C darunter). Waschung mit dem in der Flüssigkeit getränkten Waschlappen bei Fieber am ganzen Körper bzw. bei Juckreiz an der betroffenen Stelle gegen die Haarwuchsrichtung durchführen, vor dem Abtrocknen ein wenig warten. Zwei- bis viermal im Abstand von jeweils etwa 30 Minuten durchführen.

Salbeiwaschung gegen Achselnässe und Schweißfüße

Bereiten Sie einen Teeaufguss aus 250 Milliliter Wasser und drei Esslöffeln getrockneten Salbeiblättern zu. Zehn Minuten ziehen lassen, abfiltern und abkühlen lassen. Waschen Sie täglich nach dem Baden oder Duschen Ihre Achselhöhlen bzw. Füße mit dem Absud.

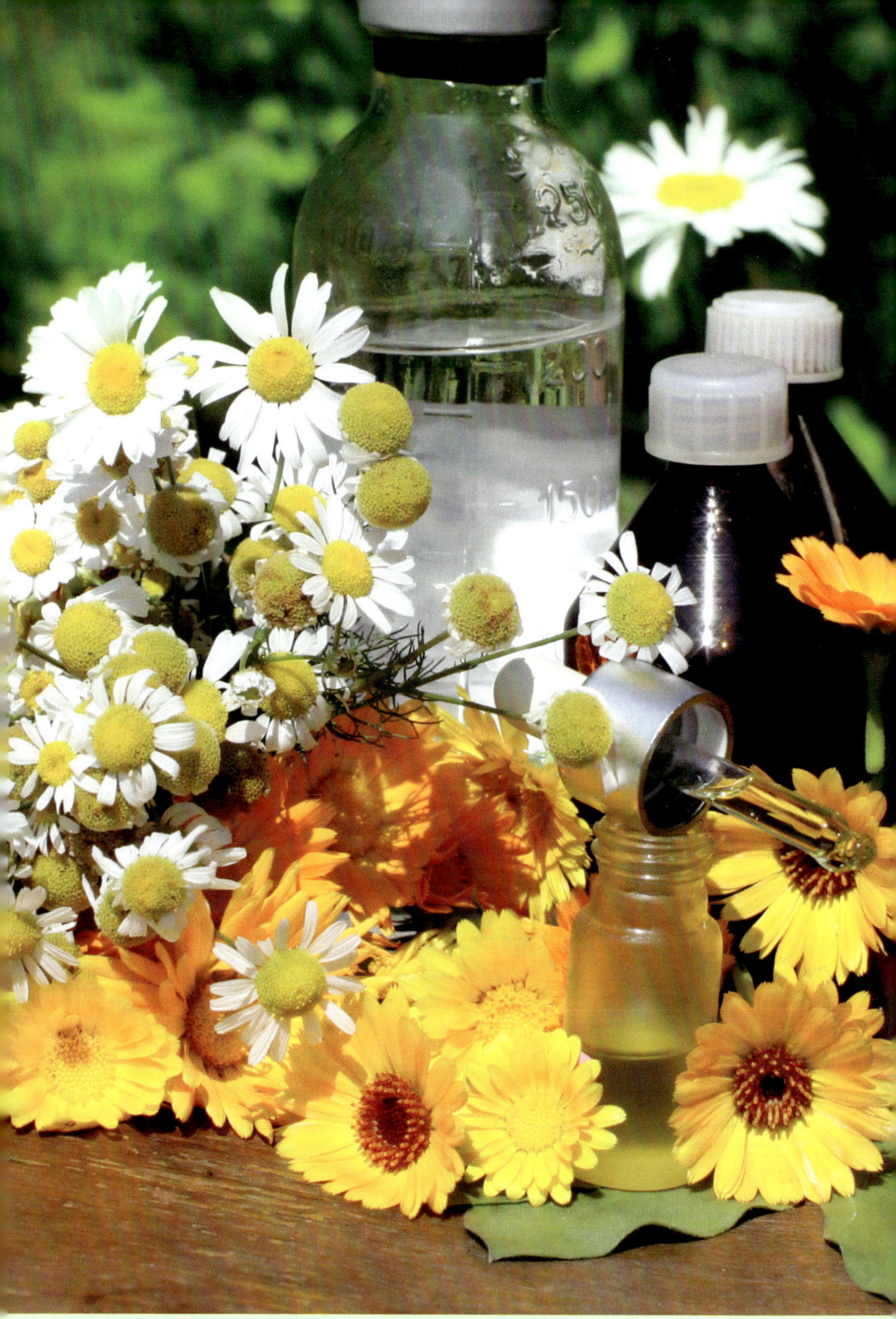

Heilpflanzen und Rezepte von A bis Z

Ob Tees, Bäder und Waschungen, Tinkturen oder Öle – bei vielen Beschwerden können Sie aus einer Vielzahl von Anwendungen verschiedenster Heilpflanzen wählen. Im Folgenden lernen Sie einige Heilpflanzen, ihre Wirkungen und Anwendungen kennen und erfahren, wie Sie sie nutzen können.

Ackerschachtelhalm

Verwendete Teile: Triebe

Ernte: Sommer

Wirkung: entzündungshemmend, harntreibend, blutstillend, zusammenziehend, schleimlösend, durchblutungs- und menstruationsfördernd

Hauptanwendungen: entzündliche und bakterielle Harnwegserkrankungen, Ödeme, Nierengrieß und -entzündungen, Gicht, Rheuma, schlecht heilende Wunden, Ekzeme, Schleimbeutelentzündung

Bitte beachten: Nicht innerlich anwenden bei eingeschränkter Nieren- oder Herztätigkeit und bei Kindern unter einem Jahr (bei älteren Kindern nur nach ärztlichem Rat). Vollbäder meiden bei akuten Hauterkrankungen, größeren Hautverletzungen, infektiösen oder fiebrigen Erkrankungen, Bluthochdruck und Herzinsuffizienz. Nicht anwenden bei Ödemen. Verwechslungsgefahr mit giftigen Schachtelhalmarten.

Ackerschachtelhalmtee bei Krampfadern, Gicht und Arthrose

Zwei Teelöffel zerkleinertes Ackerschachtelhalmkraut in 250 Milliliter kochendes Wasser geben und 20 Minuten kochen lassen. Anschließend

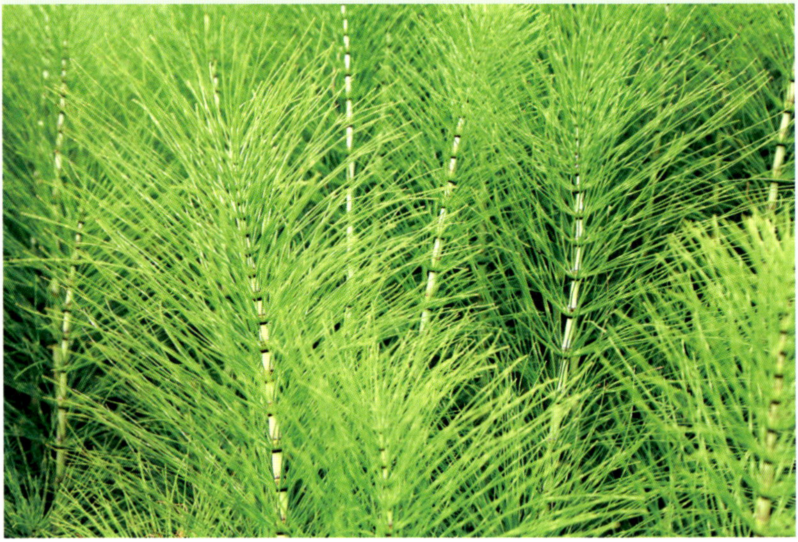

15 Minuten ziehen lassen und abseihen. Trinken Sie mehrmals am Tag eine frisch zubereitete Tasse zwischen den Mahlzeiten.

Ackerschachtelhalmumschlag bei Hautentzündungen und Wunden

Lassen Sie 10 Gramm Ackerschachtelhalmkraut mit einem Liter kaltem Wasser eine halbe Stunde lang köcheln. Abseihen, abkühlen lassen, ein Leinentuch damit tränken und einen Umschlag damit machen. Dreimal täglich wechseln.

Ackerschachtelhalmsitzbad bei Gelenkproblemen und Hämorrhoiden

Geben Sie 100 Gramm Ackerschachtelhalmkraut in einen Liter kaltes Wasser. Über Nacht ziehen lassen, am nächsten Morgen kurz aufkochen, abseihen und auskühlen lassen. Absud einem Sitzbad zugeben (Badedauer: 20 Minuten). Danach nicht abtrocknen, sondern eine Stunde im Bett ruhen. Bei übermäßigem Schwitzen ein Vollbad nehmen.

Angelika/Engelwurz

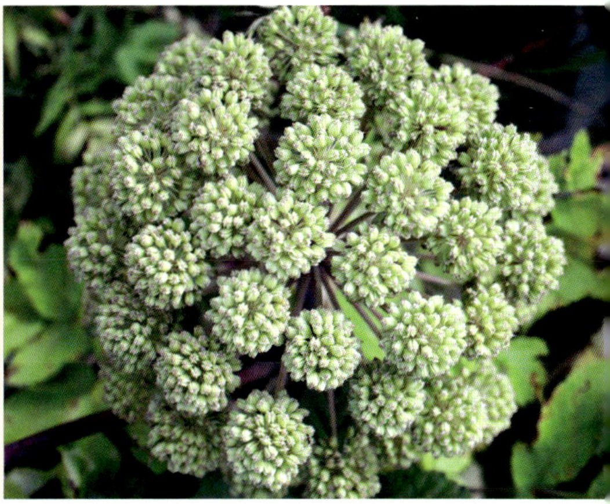

Verwendete Teile: Wurzel, Samen
Ernte: zeitiges Frühjahr, Spätherbst
Wirkung: blähungstreibend, krampf- und schleimlösend, keimtötend, abwehrsteigernd, blutreinigend, nervenstärkend
Hauptanwendungen: Verdauungsbeschwerden, Völlegefühl, Blähungen, Magen- und Darmkrämpfe

Bitte beachten: Nicht anwenden bei Magen- oder Darmgeschwüren sowie während der Schwangerschaft. Nicht überdosieren. Kann zu erhöhter Lichtempfindlichkeit führen. Verwechslungsgefahr mit dem giftigen Schierling.

Engelwurzsalbe bei Schnupfen und Nasennebenhöhlenentzündung

Vermischen Sie 35 Gramm Lanolin und 2 Gramm geraspeltes Bienenwachs mit zwei Esslöffeln Johanniskrautöl. Im Wasserbad schmelzen lassen, umrühren und auf Handwärme abkühlen lassen. 15 Tropfen ätherisches Engelwurzöl einrühren und in Tiegel abfüllen. Zweimal täglich auf Stirn, Wangen und Nase einreiben.

Angelikawurzeltee bei Magenverstimmung

Kochen Sie zwei gehäufte Teelöffel klein geschnittene Angelikawurzel mit einem Viertelliter Wasser auf, lassen Sie den Tee etwa zwei Minuten ziehen und seihen Sie ihn ab. Täglich zwei bis drei Tassen lauwarm und schluckweise trinken.

Anis

Verwendete Teile: Früchte

Ernte: August, September

Wirkung: krampf- und blähungslösend, verdauungs- und appetitfördernd, galle- und harntreibend, antibakteriell, auswurffördernd, beruhigend

Hauptanwendungen: Verdauungs- und Gallenbeschwerden, Magenbeschwerden, Blähungen, Atemwegskatarrh, Husten

Bitte beachten: Nicht in der Schwangerschaft anwenden. Selten können allergische Reaktionen auftreten. Verwechslungsgefahr mit dem giftigen Schierling.

Anistee bei Husten, Bronchitis, Blähungen und Verdauungsproblemen

Übergießen Sie einen gehäuften Teelöffel zerstoßene Anisfrüchte mit kochendem Wasser, zehn Minuten ziehen lassen und abseihen. Trinken Sie zwei- bis fünfmal pro Tag eine Tasse (bei Husten mit Honig gesüßt, bei Blähungen und Verdauungsbeschwerden ungesüßt).

Apfel

Verwendete Teile: Früchte, Blätter, Blüten, Knospen

Ernte: Ende Juli bis Oktober

Wirkung: blutreinigend, verdauungsanregend

Hauptanwendungen: Durchfall, Verstopfung, Vitaminmangel

Apfelessig gegen Schweißausbrüche

Geben Sie 700 Milliliter Apfelessig einem Vollbad zu. Bleiben Sie etwa 20 Minuten lang im Bad. Danach nicht abduschen, sondern nur abtrocknen.

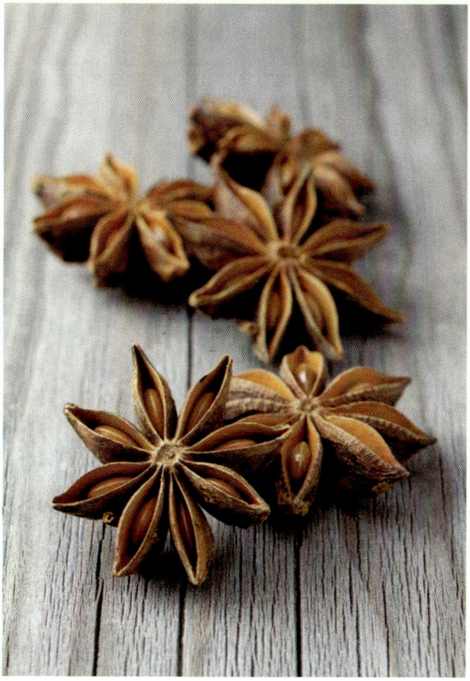

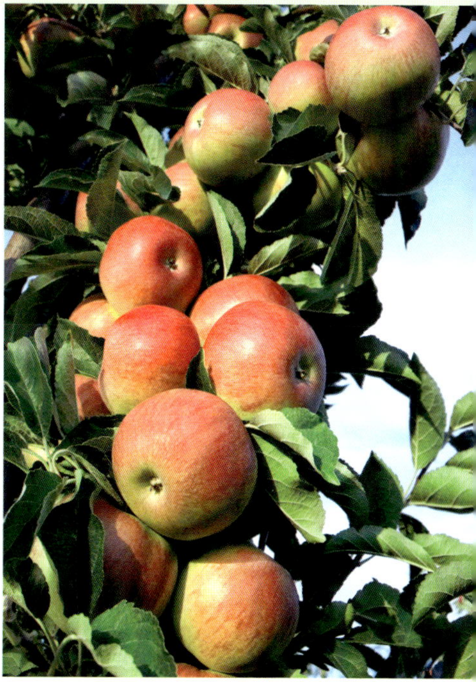

Je nach Bedarf zwei- bis dreimal in der Woche wiederholen. Für eine Waschung mischen Sie Apfelessig und Wasser im Verhältnis 1:5 und waschen sich damit.

Apfelessigwasser-Gurgellösung bei Schluckbeschwerden, Halsschmerzen, Rachenentzündung und Heiserkeit

Mischen Sie einen Esslöffel Apfelessig mit einem Glas Wasser und gurgeln Sie jede Stunde mit der Lösung.

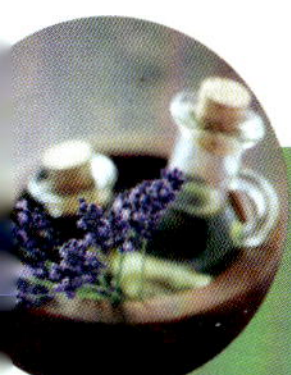

Geriebener Apfel bei Durchfall

Nehmen Sie einen leicht säuerlichen, reifen Apfel und reiben Sie ihn klein. Lassen Sie die Masse stehen, bis sie leicht bräunlich wird und essen Sie sie in kleinen Bissen.

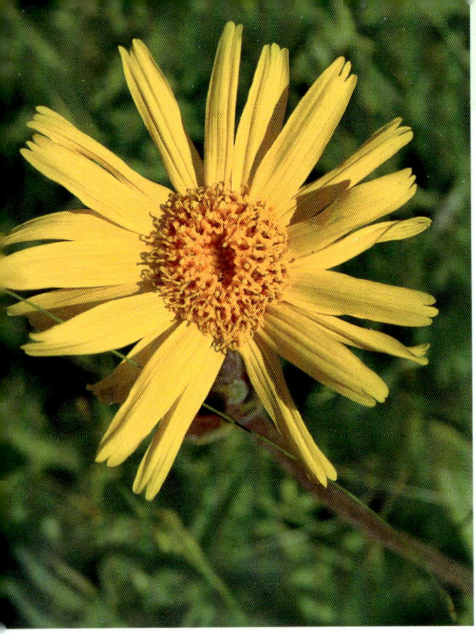

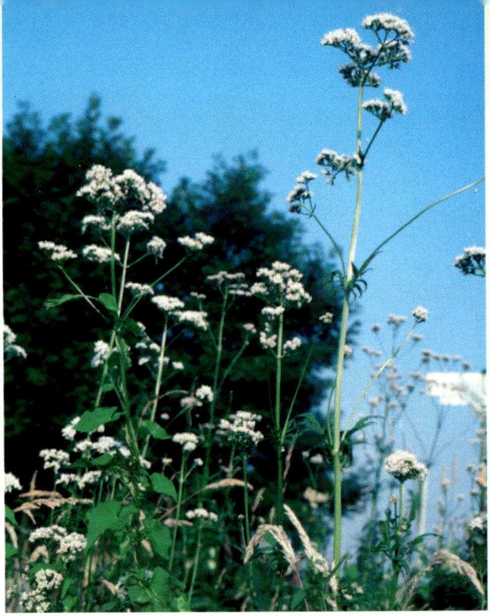

Arnika

Verwendete Teile: Wurzeln, Blüten

Ernte: Juli, August

Wirkung: entzündungshemmend, antibakteriell, schmerzstillend, krampflösend, schweißtreibend, blutreinigend, harntreibend

Hauptanwendungen: Wunden, stumpfe Verletzungen, Schwellungen, Furunkel, Nervenschmerzen, rheumatische Muskel- und Gelenkbeschwerden, Mund- und Rachenentzündungen, Insektenstiche, Ödeme

Bitte beachten: Nicht anwenden bei einer Allergie gegen Korbblütler. Von einer inneren Anwendung wird abgeraten (vor allem in Schwangerschaft, Stillzeit sowie bei Kleinkindern!). Auf keinen Fall überdosieren.

Arnikatinkturumschlag bei Arthrose, leichten Verbrennungen und stumpfen Verletzungen

Einen Esslöffel getrocknete Arnikablüten mit zehn Esslöffeln Weingeist oder Doppelkorn übergießen. Gut verschlossen zwei bis sechs Wochen ziehen lassen, abseihen und abfüllen. Verdünnen Sie die Tinktur im Verhältnis 1:5 mit kaltem Wasser und machen Sie damit einen Umschlag – 15 bis 30 Minuten, bis er anfängt, sich zu erwärmen. Täglich etwa drei- bis viermal wiederholen. Nicht auf offenen Wunden anwenden!

Baldrian

Verwendete Teile: Wurzeln, Blüten
Ernte: Blüten: Juli, August; Wurzeln: Oktober
Wirkung: beruhigend, schlaffördernd, krampflösend
Hauptanwendungen: Unruhe, nervöse Anspannung, Schlaflosigkeit, nervös bedingte Herzbeschwerden sowie Magen- und Darmprobleme

Bitte beachten: Nicht während der Einnahme verschreibungspflichtiger Beruhigungs- und Schlafmittel, während der Schwangerschaft und Stillzeit sowie bei Kindern unter zwölf Jahren anwenden. Kann in seltenen Fällen Magen- und Darmstörungen auslösen.

Baldrian-Vollbad bei Unruhe und nervös bedingten Einschlafstörungen

Lassen Sie 100 Gramm getrocknete Baldrianwurzeln zusammen mit drei Litern Wasser zehn Minuten köcheln, abseihen, abkühlen lassen und ins Badewasser geben (Badedauer: 10 bis 15 Minuten). Anschließend im vorgewärmten Bett ruhen.

Bärlauch

Verwendete Teile: frisches Kraut, Blätter, Zwiebel
Ernte: Kraut: April, Mai; Zwiebel: Herbst
Wirkung: immunstärkend, verdauungs- und durchblutungsfördernd,

blutzucker- und cholesterinsenkend
Hauptanwendungen: Magen-Darm-Beschwerden, vorbeugend gegen Arteriosklerose und Bluthochdruck, Hautkrankheiten, Appetitlosigkeit

Bitte beachten: Tagesdosis von 10 bis 15 Blättern nicht überschreiten. Verwechslungsgefahr mit giftigen Pflanzen wie Maiglöckchen und Herbstzeitlosen.

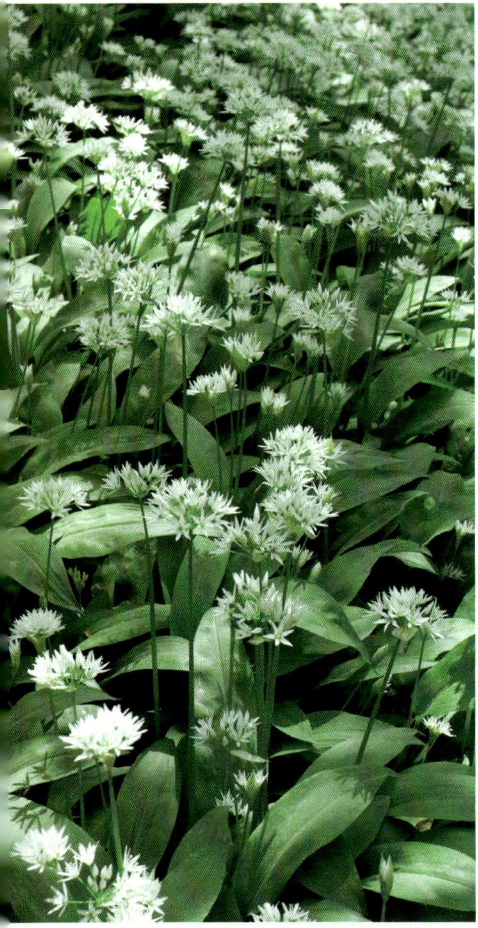

Bärlauchgeist bei Bluthochdruck und zur Vorbeugung von Arteriosklerose

Füllen Sie zwei Handvoll frische, zerkleinerte Bärlauchblätter und/oder -zwiebeln mit einem Liter Weingeist oder Doppelkorn in eine weithalsige, helle Flasche. Verschlossen zwei Wochen an einem warmen, hellen Ort stehen lassen, abfüllen und abfiltern. Nehmen Sie viermal pro Tag je 10 bis 15 Tropfen, eventuell in etwas Wasser, ein.

Bärlauchblätterumschlag bei Furunkeln und oberflächlichen Wunden

Frische, gewaschene Bärlauchblätter nach Bedarf zerstampfen und kurz mit kochendem Wasser überbrühen. Legen Sie den Brei in Verbandmull eingeschlagen einige Minuten lang auf die betroffene Stelle auf, bis der Umschlag erkaltet ist.

Basilikum

Verwendete Teile: Kraut
Ernte: Juni bis August
Wirkung: krampf- und schleimlösend, antibakteriell, verdauungsfördernd, beruhigend, schweißtreibend
Hauptanwendungen: Konzentrationsprobleme, Appetitlosigkeit, Blähungen, Völlegefühl, Rachen- und Darmentzündungen, Erkältung, Nervosität, Schlafstörungen

Bitte beachten: Meiden Sie die dauerhafte innerliche Anwendung und nehmen Sie in der Schwangerschaft nicht größere Mengen ein.

Basilikumtee bei Unruhe, Blähungen und Magenproblemen

Übergießen Sie zwei Teelöffel frische Basilikumblätter mit einer Tasse kochendem Wasser. Zehn Minuten ziehen lassen und abseihen. Trinken Sie täglich eine bis zwei Tassen von dem Tee. Bei Entzündungen im Mund- und Rachenbereich können Sie auch mit Basilikumtee gurgeln.

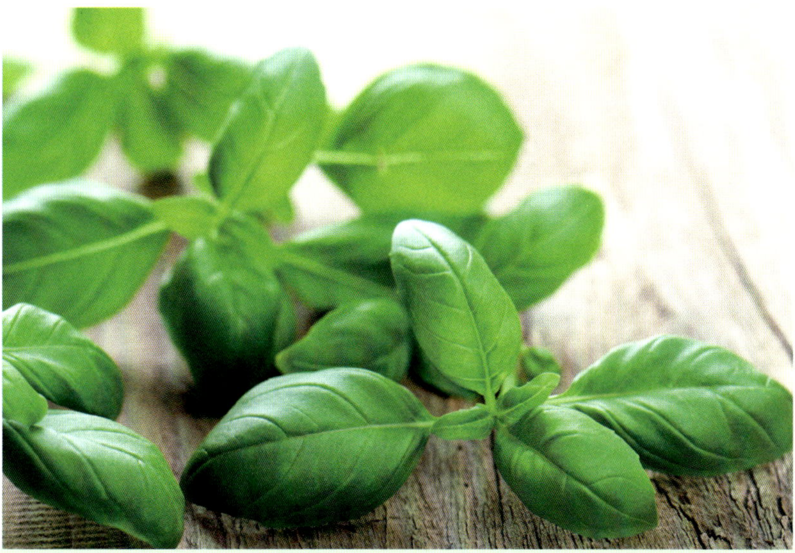

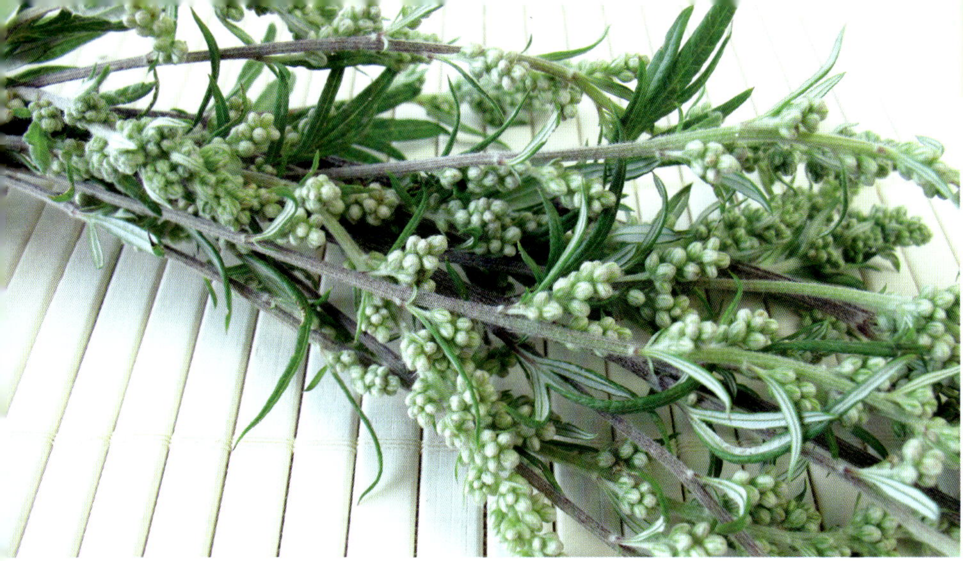

Basilikumöl bei depressiver Verstimmung und geistiger Überanstrengung

40 Gramm getrocknete Basilikumblätter in einer dunklen Flasche mit einem halben Liter Olivenöl übergießen. Gut verschlossen zwei Wochen lang an einem warmen Ort ziehen lassen, abseihen (gut auspressen) und dunkel und kühl aufbewahren. Bei Bedarf einige Tropfen des Öls auf einem Stück Würfelzucker einnehmen.

Beifuß

Verwendete Teile: Kraut, Wurzel
Ernte: Kraut: Juli bis September; Wurzel: Spätherbst
Wirkung: verdauungs- und durchblutungsfördernd, krampflösend, menstruationsregulierend, antibakteriell
Hauptanwendungen: Verdauungsprobleme, Menstruationskrämpfe, Übelkeit, Appetitlosigkeit, Durchfall, Mundgeruch

Bitte beachten: Nicht in Schwangerschaft und Stillzeit sowie bei einer Überempfindlichkeit gegen Korbblütengewächse und bei Fieber anwenden.

Beifuß-Fußbad bei geschwollenen Füßen und müden Beinen

Setzen Sie zwei Handvoll frisches oder getrocknetes Beifußkraut mit drei Litern Wasser kalt an. Anschließend fünf Minuten zugedeckt köcheln lassen, abseihen und auskühlen lassen. Absud in ein kühles Fußbad geben und Füße einige Minuten darin baden.

Beinwell

Verwendete Teile: Wurzeln, Blätter
Ernte: Wurzeln: Frühjahr; Wurzeln, Blätter: Spätherbst
Wirkung: abschwellend, schmerz- und blutstillend, wundheilend, entzündungshemmend, beruhigend
Hauptanwendungen: stumpfe Verletzungen, Sehnen- und Muskelentzündungen, Verspannungen, Blutergüsse, Muskelkater

Bitte beachten: Nicht anwenden bei Kindern, während der Schwangerschaft und Stillzeit sowie bei offenen Hautverletzungen. Daueranwendung (über vier bis sechs Wochen pro Jahr) vermeiden. Wurzeln nicht innerlich, Blätter nur in kleinen Mengen verwenden.

Beinwellsalbe bei Schmerzen des Bewegungsapparats, Wunden, Ekzemen und Sehnenscheidenentzündung

Kochen Sie vier bis sechs gewaschene, klein geschnittene Beinwellwurzeln kurz in 250 Gramm erhitztem Schweinefett. Lassen Sie das Ganze über Nacht stehen und erwärmen Sie die Mischung am nächsten Tag nochmals vorsichtig. Seihen Sie die Pflanzenteile durch ein Tuch ab (dabei auspressen) und füllen Sie die flüssige Salbe in saubere Tiegel ab. Bei Bedarf auf die betroffene Stelle auftragen.

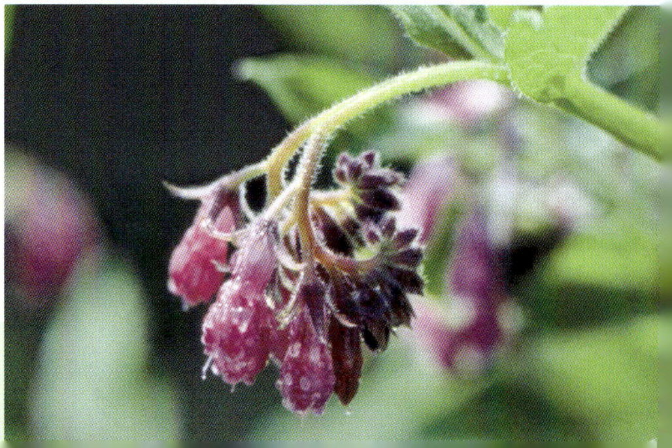

Birke

Verwendete Teile: Blätter, Knospen und Saft
Ernte: Knospen und Saft (März); Blätter und Saft (Mai, Juni)
Wirkung: harn- und schweißtreibend, entzündungshemmend, schmerzlindernd, abführend, entwässernd, antiseptisch
Hauptanwendungen: Rheuma, Gicht, Arthritis, Magen- und Darmbeschwerden, Haarausfall, Schuppen, Harnwegserkrankungen, Hautkrankheiten, Nieren- und Blasenleiden

Bitte beachten: Nicht anwenden bei einer Birkenpollenallergie, bei Kindern unter einem Jahr und bei Ödemen aufgrund von Nieren- und Herz-Kreislauf-Erkrankungen. Vorsicht während der Schwangerschaft und Stillzeit.

Birkenblättertee bei Blasenentzündung, Rheuma und Gicht

Geben Sie einen gestrichenen Esslöffel getrocknete oder drei Esslöffel frische Birkenblätter klein geschnitten in 250 Milliliter kochendes Wasser und lassen Sie sie kurz mitkochen. Zehn Minuten ziehen lassen und abseihen. Trinken Sie den Tee über den Tag verteilt schluckweise.

Birkenblätter-Haarwasser bei Haarausfall

Übergießen Sie acht Teelöffel getrocknete Birkenblätter mit 120 Millilitern kochendem Wasser. Acht bis zehn Minuten ziehen und auskühlen lassen, abseihen. Gießen Sie den Absud dann mit der gleichen Menge an Weingeist (90 % Vol.) auf. Massieren Sie täglich eine kleine Menge des Haarwassers etwa fünf Minuten lang in die Kopfhaut ein.

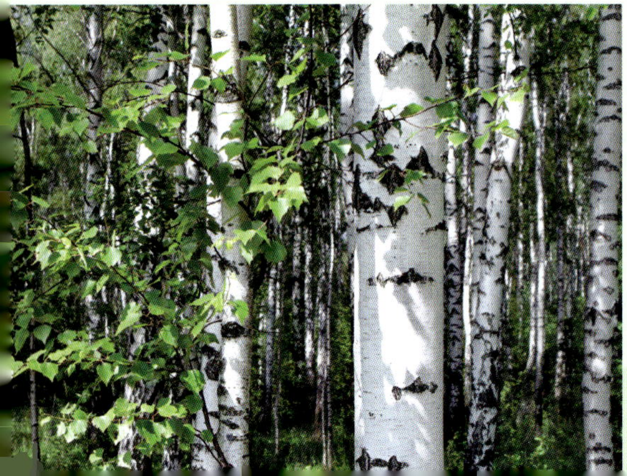

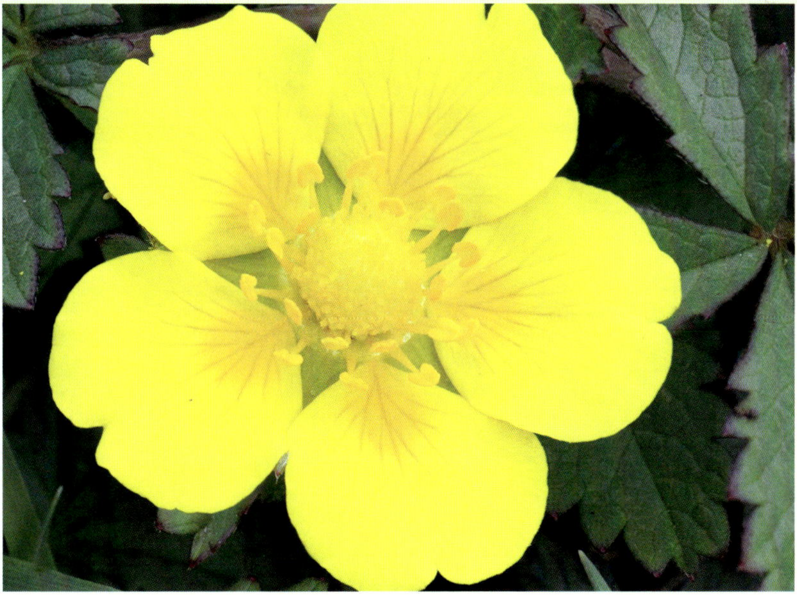

Blutwurz

Verwendete Teile: Wurzelstock

Ernte: zeitiges Frühjahr, Spätherbst

Wirkung: entzündungshemmend, antibakteriell, blutstillend, krampflösend

Hauptanwendungen: Mund- und Rachenentzündung, akuter Durchfall, Darmschmerzen und -krämpfe

Bitte beachten: Bei empfindlichen Mägen kann Blutwurz magenreizend wirken und Erbrechen verursachen.

Blutwurztee bei Durchfall und Mandelentzündung

Übergießen Sie einen bis drei Esslöffel der getrockneten, zerkleinerten Blutwurzwurzel mit einem halben Liter kaltem Wasser, lassen Sie das Ganze etwa eine Viertelstunde lang köcheln und seihen Sie den Tee ab. Trinken Sie dreimal täglich eine Tasse ungesüßt in kleinen Schlucken.

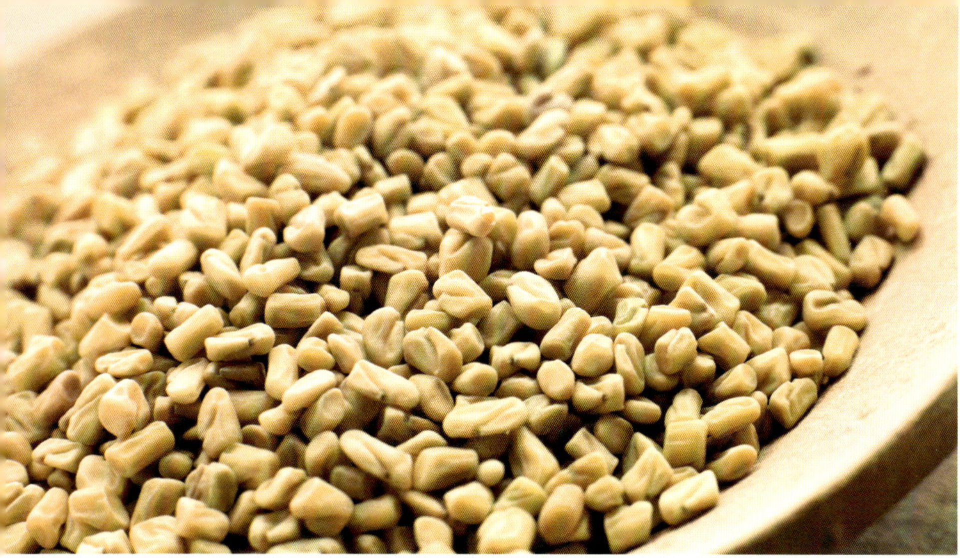

Bockshornklee

Verwendete Teile: Samen (getrocknet)

Ernte: Juli, August

Wirkung: appetitfördernd, antiseptisch, entzündungswidrig, schleim- und krampflösend, verdauungsstärkend, blutdrucksenkend

Hauptanwendungen: Appetitlosigkeit, Hautentzündungen wie Furunkel und Ekzeme

Bitte beachten: Kann allergische Reaktionen, Durchfall, Blähungen und seltener auch Magenbeschwerden auslösen. Während der Schwangerschaft einen Arzt zurate ziehen.

Bockshornkleeauflage bei Gelenkentzündungen und Gürtelrose

Übergießen Sie zwei bis vier Esslöffel gemahlene Bockhornkleesamen mit so viel kochendem Wasser, dass ein Brei entsteht. Etwas abkühlen und quellen lassen, bis der Brei dick und zäh ist. Streichen Sie den noch warmen Brei auf ein Tuch, mit dem eine Auflage hergestellt wird. Einmal täglich 45 Minuten bis zwei Stunden anwenden.

Brennnessel

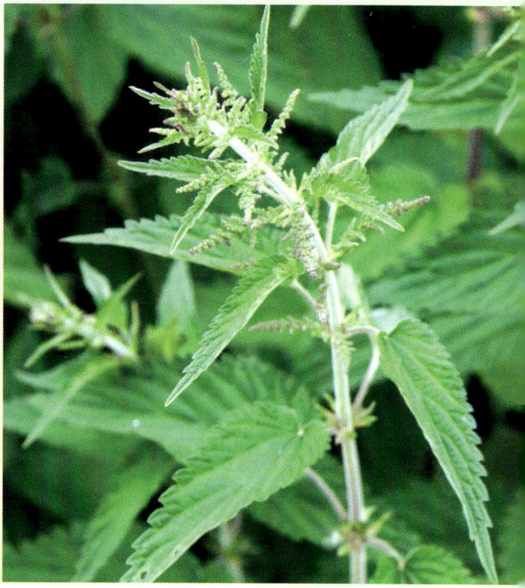

Verwendete Teile: Kraut, Wurzeln, Samen
Ernte: Mai bis Juli
Wirkung: blutreinigend, harntreibend, entzündungshemmend, schmerzlindernd, schleimlösend
Hauptanwendungen: Gicht, Rheuma, Gallen- und Leberbeschwerden, Nieren- und Blasenbeschwerden, Harnwegsentzündungen, Entgiftung

Bitte beachten: Nicht bei Wasseransammlungen und Stauungen infolge eingeschränkter Nieren- und Herztätigkeit verwenden. Stark ausschwemmend, nicht länger als drei Wochen am Stück innerlich anwenden, bei Bluthochdruck meiden. Kann leichte Magen-Darm-Beschwerden hervorrufen.

Brennnessel-Gesichtsdampfbad bei Akne und Hautunreinheiten

Übergießen Sie fünf Esslöffel Brennnesselblätter mit einem Liter kochendem Wasser. Lassen Sie das Dampfbad etwa zehn Minuten auf die Gesichtshaut wirken.

Brennnesselsaft bei Arthrose

Benetzen Sie einen Bund Brennnesselblätter gut mit etwas Wasser. Lassen Sie das Ganze etwa drei Stunden ziehen und zerkleinern Sie die Blätter im Mixer oder in einer Fruchtpresse. Pressen Sie den Brennnesselbrei dann durch ein Tuch aus und füllen Sie den Saft in Flaschen ab. Nehmen Sie dreimal täglich jeweils zwei Esslöffel davon ein.

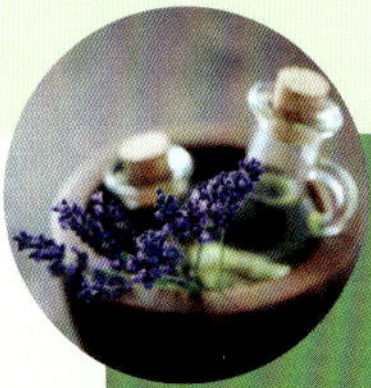

Urtikation bei Arthrose und Hexenschuss

Schlagen Sie an drei aufeinanderfolgenden Tagen jeweils einmal täglich mit frischem Brennnesselkraut auf die schmerzende Stelle. Während dieser Zeit kein Wasser auf die behandelte Stelle bringen, da es sonst zu Jucken und Brennen kommt. Die Urtikation kann nach drei Tagen Pause nochmals durchgeführt werden.

Brunnenkresse

Verwendete Teile: Blätter
Ernte: vor allem April bis Juni
Wirkung: leicht keimhemmend, desinfizierend, schleimlösend, blutreinigend, harntreibend
Hauptanwendungen: Husten, Bronchitis

Bitte beachten: Nicht über längere Zeit (über vier bis sechs Wochen) einnehmen. Nicht bei Magen- oder Darmgeschwüren, Nierenerkrankungen oder Harnwegsentzündungen sowie in der Schwangerschaft und Stillzeit und bei Kindern unter vier Jahren einsetzen. Vorsicht bei Einnahme blutgerinnungshemmender Mittel. Frische Pflanze gut waschen.

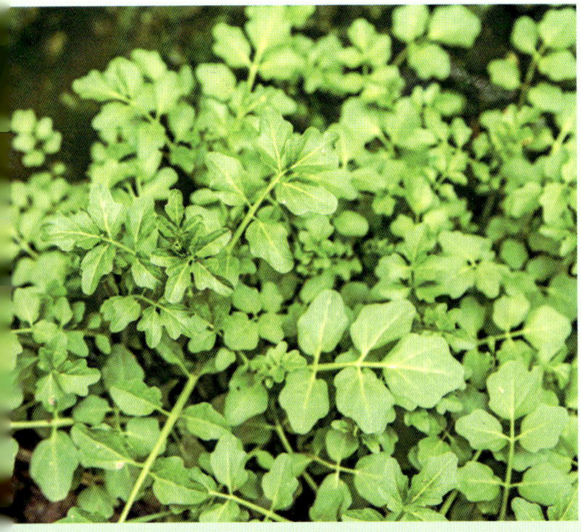

Brunnenkressebreiumschlag bei rheumatischen Schmerzen

Zerdrücken Sie zwei Teelöffel Brunnenkresseblätter und vermengen Sie den Brei mit etwas Honig. Damit machen Sie einen Umschlag. Erneuern Sie den Umschlag nach einigen Stunden oder lassen Sie ihn über Nacht einwirken.

Dill

Verwendete Teile: Blätter, Samen
Ernte: Juni bis September
Wirkung: magenstärkend, blähungstreibend, krampflösend, keimhemmend
Hauptanwendungen: Darmkrämpfe, Blähungen, Koliken, Bauchschmerzen

Dill-Sitzbad bei Gebärmutterkrämpfen und Hämorrhoiden

Zerquetschen Sie 30 Gramm Dillsamen und übergießen Sie sie mit einem Liter kochendem Wasser. Lassen Sie das Ganze eine Viertelstunde lang ziehen und fügen Sie die Flüssigkeit dem lauwarmen Wasser eines Sitzbads zu. Darin verweilen Sie wenige Minuten.

Dillwein bei Blähungen und Bauchschmerzen

Kochen Sie einen Teelöffel zerriebene Dillfrüchte in einer Tasse Weißwein und einer Tasse Wasser auf. Lassen Sie das Ganze fünf bis zehn Minuten ziehen und seihen Sie alles ab. Nehmen Sie dreimal täglich je ein Glas davon vor den Mahlzeiten ein.

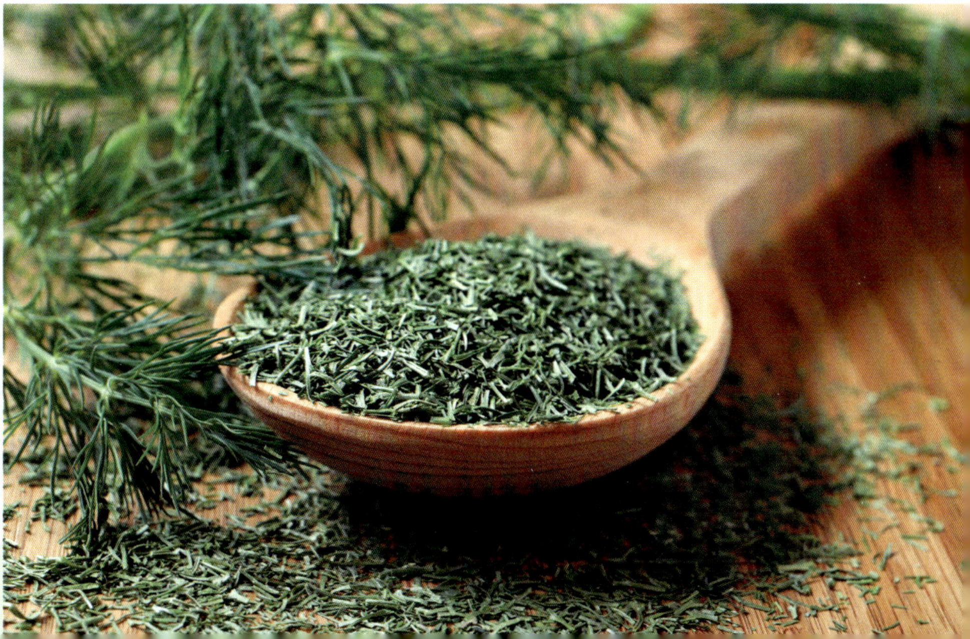

Eibisch

Verwendete Teile: Wurzel, Blüten, Blätter
Ernte: September bis November
Wirkung: reiz- und schmerzlindernd, schleimhautschützend, entzündungshemmend, harntreibend, blutstillend, beruhigend, erweichend
Hauptanwendungen: Schleimhautreizungen und Entzündungen im Mund- und Rachenraum, trockener Reizhusten, Heiserkeit, leichte Magenschleimhautentzündung, Verdauungsbeschwerden, Hautentzündungen

Bitte beachten: Kann die Wirkung anderer Arzneien verzögern. Bei Diabetes wegen Zuckergehalt der Wurzel Rücksprache mit einem Arzt halten.

Eibischtee bei Husten, Erbrechen, Bronchitis sowie Mund- und Rachenentzündungen

Setzen Sie einen Teelöffel zerkleinerte Eibischwurzeln ein bis zwei Stunden lang in kaltem Wasser an, dabei gelegentlich umrühren. Nach dem Abseihen leicht auf Trinktemperatur anwärmen. Trinken Sie drei- bis viermal pro Tag eine Tasse. Bei Mund- und Rachenentzündung können Sie auch mit dem Tee gurgeln.

Eibischblätterbrei bei Furunkeln

Verkochen Sie 100 Gramm Eibischblätter mit einer Tasse Wasser und ein wenig Honig zu einem Brei. Streichen Sie den fertigen Brei noch warm auf die betroffene Stelle. Lassen Sie das Ganze eine halbe bis eine Stunde einwirken. Ein- bis zweimal pro Tag anwenden.

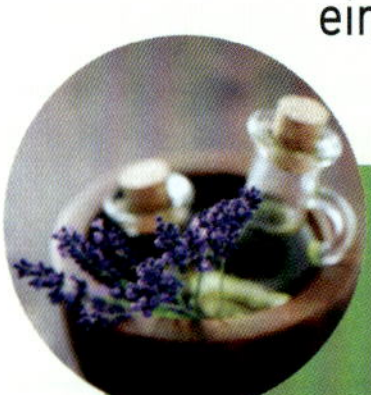

Waschungen mit Eibischtee

Bei Hautproblemen wie Ekzemen und Brandwunden können Sie mit dem Eibischtee eine Waschung durchführen.

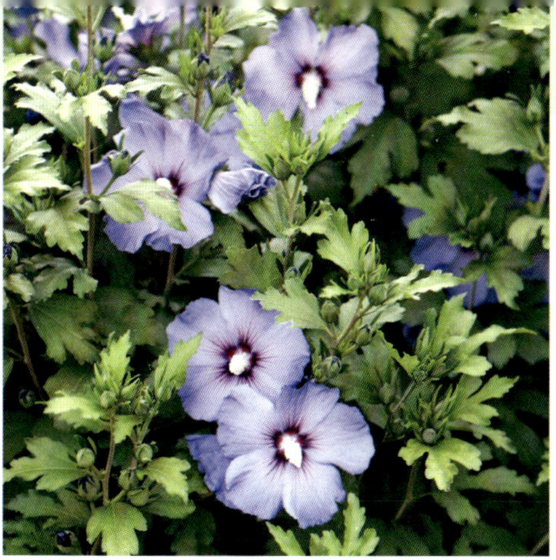

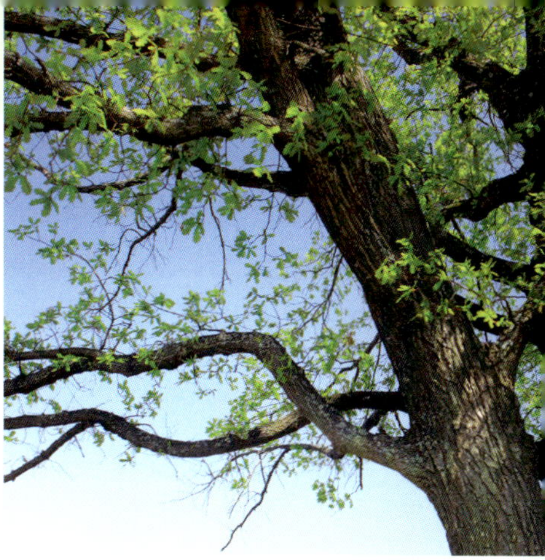

Eiche

Verwendete Teile: Rinde (getrocknet)

Ernte: März bis Mai

Wirkung: entzündungs- und virenhemmend, blutstillend, antibakteriell, zusammenziehend

Hauptanwendungen: Durchfall, leichte Entzündungen im Mund- und Rachenraum, entzündliche Hauterkrankungen wie z. B. Abszesse, Ekzeme, Hämorrhoiden, schlecht heilende Wunden

Bitte beachten: Nicht in der Schwangerschaft und Stillzeit anwenden, äußerlich nicht bei großflächigen Ekzemen und Verletzungen. Nicht überdosieren und nicht länger als zwei Wochen anwenden.

Eichenrindenumschlag bei leichten Verbrennungen, Ekzemen und Neurodermitis

Lassen Sie einen bis zwei Esslöffel zerkleinerte Eichenrinde in einem halben Liter Wasser köcheln, lassen Sie das Ganze abkühlen und seihen Sie die Pflanzenteile ab. Tränken Sie ein Tuch mit der Flüssigkeit, legen Sie es auf die betroffenen Stelle und fixieren Sie es mit einer Mullbinde. Nach einer halben Stunde den Umschlag erneuern.

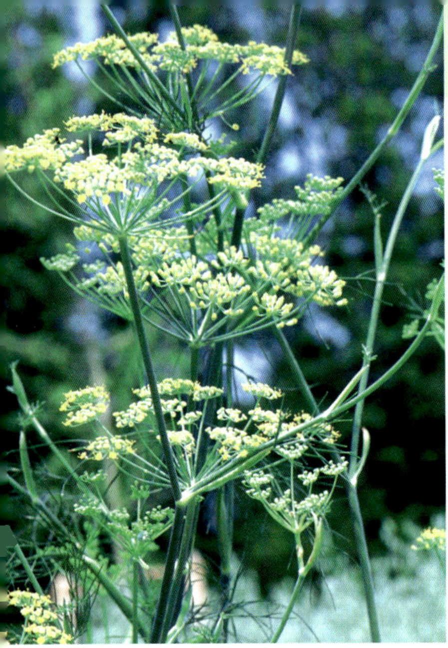

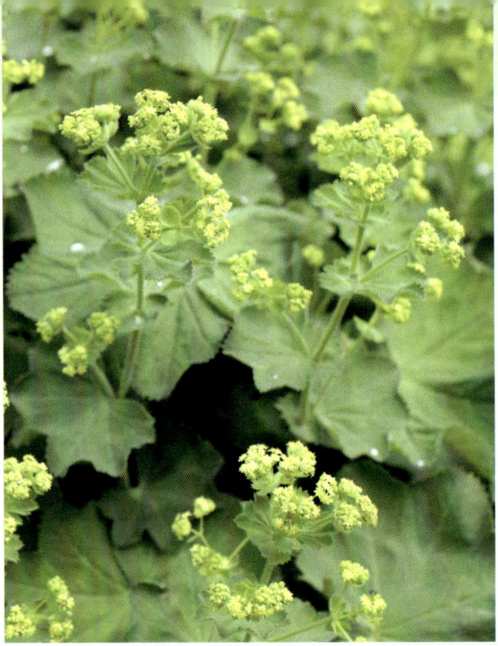

Fenchel

Verwendete Teile: Früchte, Samen, Blätter, Wurzeln
Ernte: Blatt/Kraut (Mai–Oktober); Frucht (August–Oktober)
Wirkung: krampflösend, antibakteriell, verdauungsfördernd, wundheilend, leicht harntreibend, appetitanregend
Hauptanwendungen: Bronchitis, Husten, Blähungen, Völlegefühl, Verdauungsstörungen, Anregung der Milchbildung in der Stillzeit

Bitte beachten: Fenchelöl nicht in der Schwangerschaft, bei Säuglingen und Kleinkindern anwenden. Kann Allergien auslösen.

Fenchelfrüchtetee bei Magen- und Darmbeschwerden, Husten und Bronchitis

Übergießen Sie zwei zerstoßene Teelöffel Fenchelfrüchte mit einer Tasse heißem (nicht kochendem!) Wasser. Nach zehn Minuten Ziehzeit abseihen. Bei Verdauungsstörungen ungesüßt trinken, bei Husten mit Honig süßen

Frauenmantel

Verwendete Teile: blühendes Kraut
Ernte: Mai bis September
Wirkung: krampflösend, leicht zusammenziehend, harntreibend, wundheilend, blutbildend, blutstillend
Hauptanwendungen: Frauenleiden, Durchfall, Husten, Magen-Darm-Beschwerden, Mund- und Rachenentzündung, Wunden, Hautentzündungen

Bitte beachten: Nicht bei Säuglingen anwenden!

Frauenmanteltee bei starker Monatsblutung, Regelschmerzen und Brustschmerzen

Kochen Sie eine Tasse Wasser auf und überbrühen Sie damit drei Teelöffel Frauenmantelkraut. Nach zehn Minuten Ziehzeit abseihen und dreimal täglich eine Tasse trinken. Bei Halsschmerzen und Rachenentzündungen können Sie mehrmals am Tag mit dem lauwarmen Tee gurgeln.

Gänseblümchen

Verwendete Teile: Blüten, Blätter
Ernte: März bis Oktober
Wirkung: wundheilend, entzündungshemmend, auswurffördernd, zusammenziehend, schmerz- und juckreizlindernd, stoffwechselfördernd, krampflösend
Hauptanwendungen: Wunden, Ödeme, Husten, Ausschläge, stumpfe Verletzungen

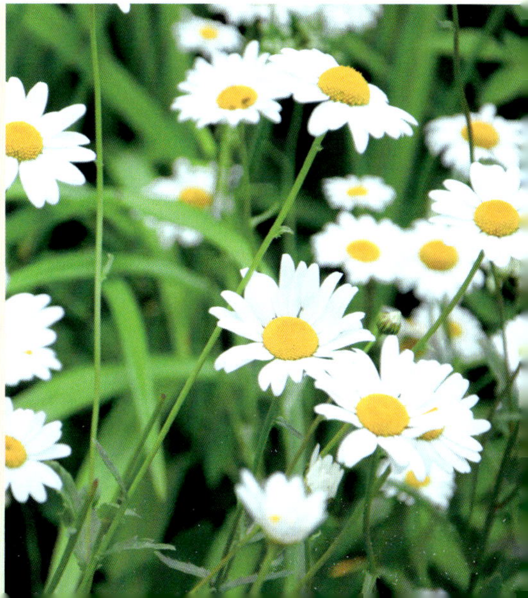

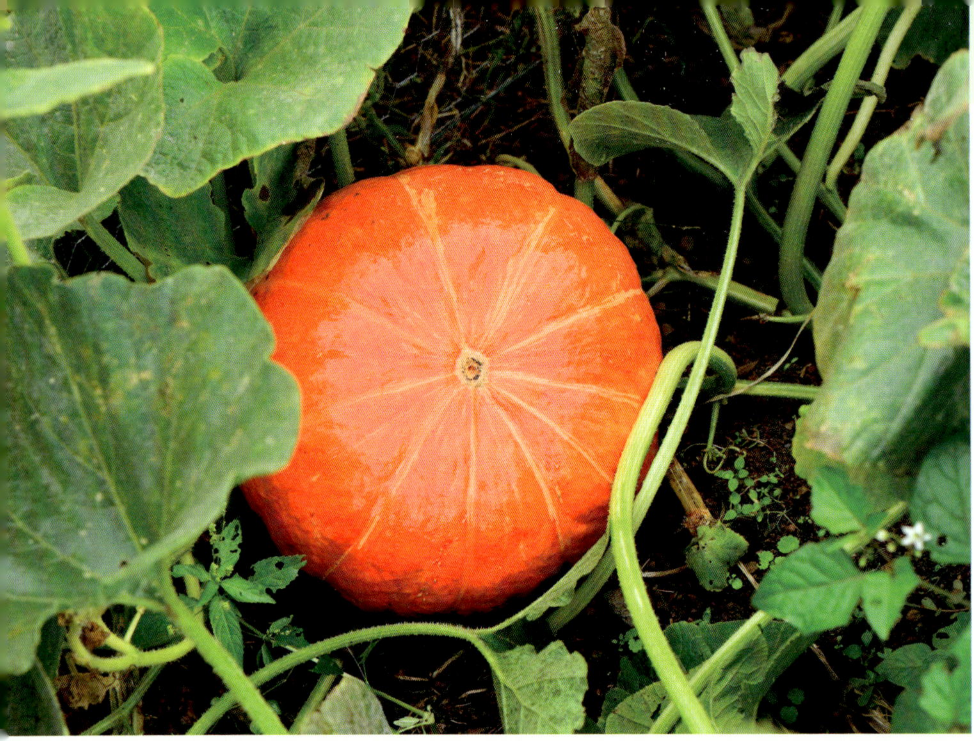

Bitte beachten: Vorsicht bei Korbblütlerallergien!

Gänseblümchenumschlag bei Furunkeln, Ekzemen und Geschwüren

Übergießen Sie fünf Esslöffel Gänseblümchen mit einem Viertelliter kochendem Wasser. Zehn Minuten ziehen lassen und abseihen. Umschlag oder Kompresse damit anwenden. Mehrmals am Tag erneuern.

Gänseblümchentinktureinreibung bei Verrenkungen und Quetschungen

Füllen Sie etwa 100 Blütenköpfe von frisch gepflückten Gänseblümchen mit 100 Milliliter Doppelkorn (40 % Vol.) in ein Schraubdeckelglas. Gut verschlossen drei bis vier Wochen warm stehen lassen. Abseihen und abfüllen. Bei Bedarf unverdünnt auf der betroffenen Stelle einreiben.

Gartenkürbis

Verwendete Teile: Fruchtfleisch, Samen
Ernte: September bis Dezember
Wirkung: harntreibend, abführend, beruhigend, erweichend
Hauptanwendungen: Reizblase, gutartige Prostatavergrößerung, Bettnässen bei Kindern

Bitte beachten: Überdosierung von Kürbiskernen kann zu Übelkeit führen.

Kürbissamenkur bei Prostatabeschwerden, Impotenz, Blasenentzündung und Reizblase

Nehmen Sie zwei Esslöffel Kürbissamen täglich morgens und abends gemahlen oder zerkaut mit einem Glas Wasser ein. Führen Sie die Kur drei Monate lang durch.

Hafer

Verwendete Teile: Frucht, Stroh
Ernte: August, September
Wirkung: erweichend, zusammenziehend, entzündungshemmend, blutreinigend, cholesterinsenkend, harntreibend, bindegewebsstärkend, beruhigend
Hauptanwendungen: Entzündliche Hauterkrankungen, Neuralgien, Rheuma, Durchfall, Nieren- und Blasenschwäche

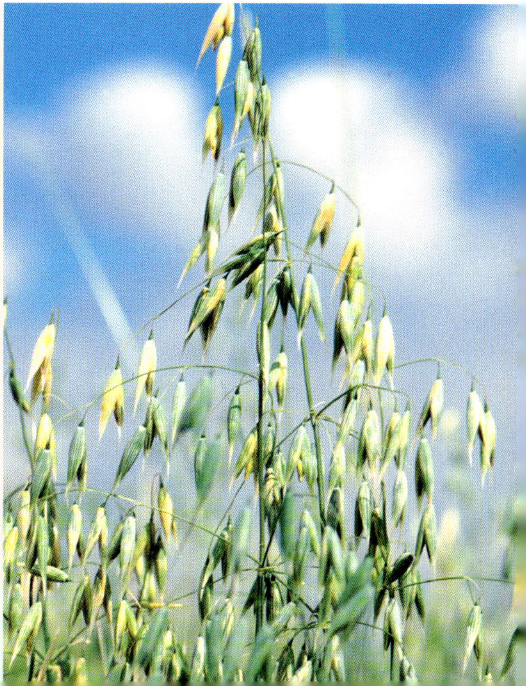

Haferstroh-Vollbad bei Hautjucken und Nervenschmerzen

Bringen Sie 100 Gramm klein geschnittenes Haferstroh mit drei Litern Wasser zum Kochen. Nach 20 Minuten abseihen und in ein Vollbad oder Teilbad geben. Darin 20 bis 30 Minuten baden.

Hirtentäschelkraut

Verwendete Teile: ganzes Kraut
Ernte: Juni bis August
Wirkung: blutstillend, zusammenziehend, harntreibend, entzündungshemmend, verdauungs- und stoffwechselanregend, appetitanregend
Hauptanwendungen: zu starke oder zu lange Monatsblutung, blutende, oberflächliche Hautverletzungen, Nasenbluten

Bitte beachten: Nicht während der Schwangerschaft anwenden!

Hirtentäschelkrautumschlag bei schlecht heilenden Wunden

Bringen Sie drei bis fünf Gramm Hirtentäschelkraut mit 150 Milliliter Wasser zum Kochen. Seihen Sie das Kraut ab, lassen Sie den Absud abkühlen und tränken Sie damit eine sterile Kompresse. Kann bis zu drei Stunden auf der Wunde verbleiben.

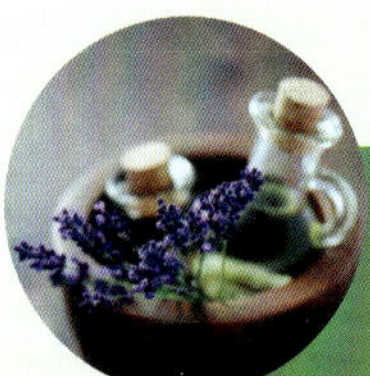

Tamponade bei Nasenbluten

Bei Nasenbluten eine Tamponade (z. B. ein kleines Stück Stoff) mit der Flüssigkeit tränken und einige Minuten ins Nasenloch stecken. Bei Bedarf wiederholen.

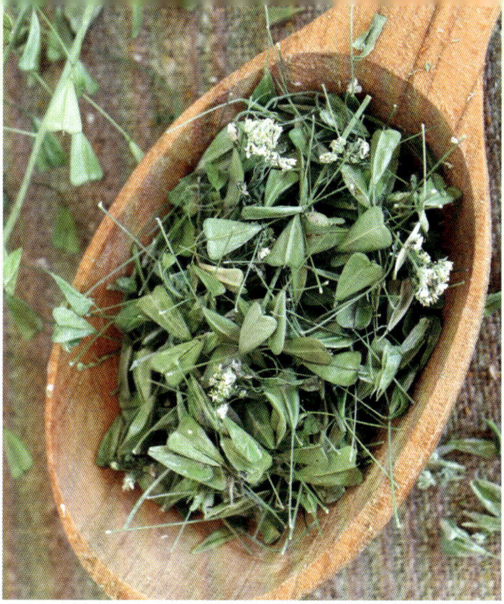
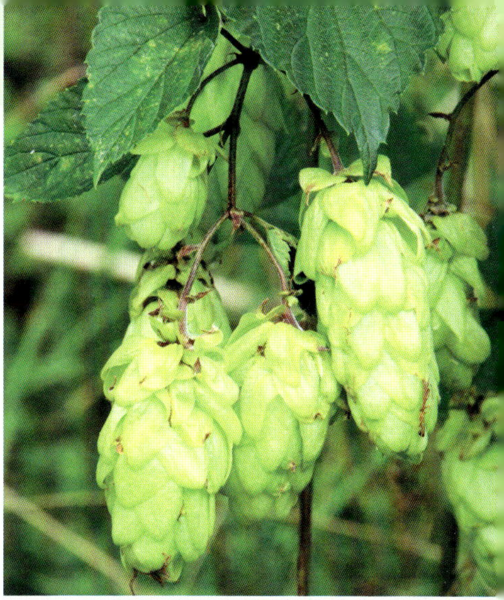

Hopfen

Verwendete Teile: Fruchtzapfen, Hopfendrüsen
Ernte: Ende August bis Anfang September
Wirkung: beruhigend, schlaffördernd, schmerzstillend, antibakteriell, sekretions- und verdauungsanregend, menstruationsregulierend, krampflösend
Hauptanwendungen: Unruhe, Angstzustände, Schlafstörungen, Blasen- und Nierenleiden, Verdauungsstörungen, Menstruations- und Wechseljahrsbeschwerden, nervöse Magenleiden

Bitte beachten: Frische Hopfenzapfen können Hautreizungen auslösen. Nicht während der Schwangerschaft und Stillzeit sowie bei Kindern unter zwölf Jahren verwenden.

Hopfentee bei Unruhe, Angstzuständen und Schlafstörungen

Übergießen Sie einen Teelöffel getrocknete, zerkleinerte Hopfenzapfen mit einer Tasse kochendem Wasser. Kurz aufkochen lassen und zugedeckt zehn Minuten ziehen lassen. Ein bis zwei Tassen täglich trinken, bei Schlafstörungen nochmals eine halbe Stunde vor dem Schlafengehen.

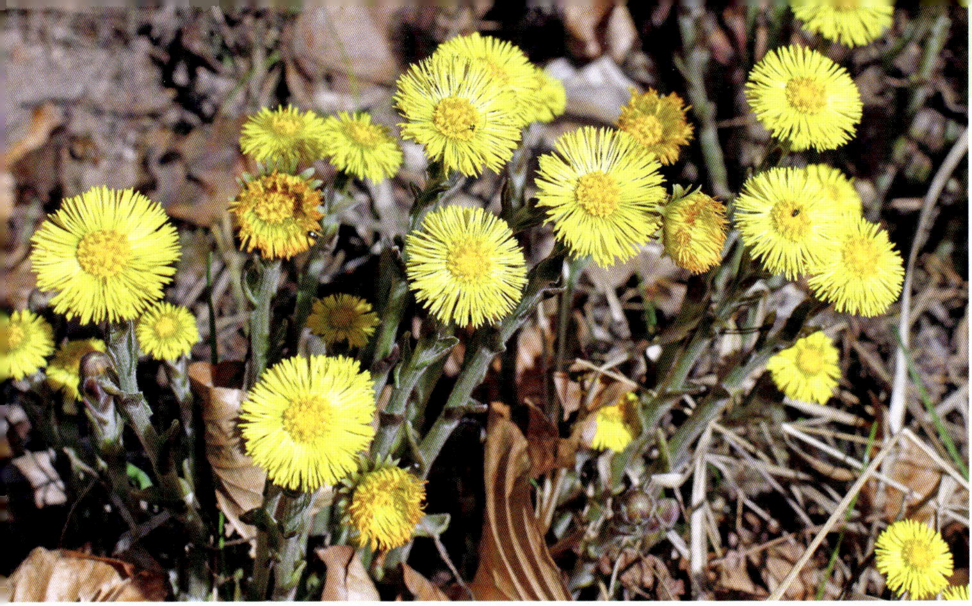

Huflattich

Verwendete Teile: Blätter
Ernte: Mai, Juni
Wirkung: antibakteriell, entzündungshemmend, zusammenziehend, blutstillend, schleimlösend, schweißtreibend, verdauungsregulierend, stoffwechselanregend
Hauptanwendungen: Mund- und Rachenentzündungen, Atemwegserkrankungen wie Bronchitis, Asthma und Husten, kleine Wunden

Bitte beachten: Nicht in der Schwangerschaft und Stillzeit sowie bei Kindern anwenden. Nicht länger als sechs Wochen verwenden und nicht überdosieren.

Huflattichtee gegen Asthma und Bronchitis

Überbrühen Sie zwei Teelöffel Huflattichblätter mit einem Viertelliter kochendem Wasser. Nach etwa zehn Minuten Ziehzeit abseihen. Trinken Sie dreimal täglich eine Tasse.

Huflattichtinktur bei Akne und fettiger Haut

Übergießen Sie einen Esslöffel getrocknete Huflattichblätter mit 100 Milliliter 70 %igem Alkohol. Gut verschlossen etwa zwei Wochen warm stehen lassen, abseihen und abfüllen. Bei Bedarf Wattebausch mit der Tinktur tränken und Haut damit abreiben oder abtupfen.

Huflattich-Fußbad bei geschwollenen Füßen

Lassen Sie zwei Handvoll Huflattichblätter kurz in einem Liter kochendem Wasser aufkochen. Nach zehn Minuten Ziehzeit abseihen, abkühlen lassen und ins Wasser eines Fußbads geben (Badedauer: 20 Minuten). Bei Bedarf wiederholen.

Ingwer

Verwendete Teile: Wurzel
Ernte: Spätherbst
Wirkung: entzündungshemmend, galle-, magensaft- und speichelanregend, darmstärkend, entgiftend, verdauungs- und durchblutungsfördernd, schmerz- und blutstillend
Hauptanwendungen: Verdauungsbeschwerden, Reiseübelkeit, rheumatische Beschwerden, Husten, Erkältungen

Bitte beachten: Nicht in der Schwangerschaft, bei Kindern unter sechs Jahren sowie bei Bluthochdruck, Gallensteinen und akuter Gastritis anwenden, bei Magen-Darm-Verstimmungen und Reizdarm nur in geringen Dosen. Kann zu Durchfall,

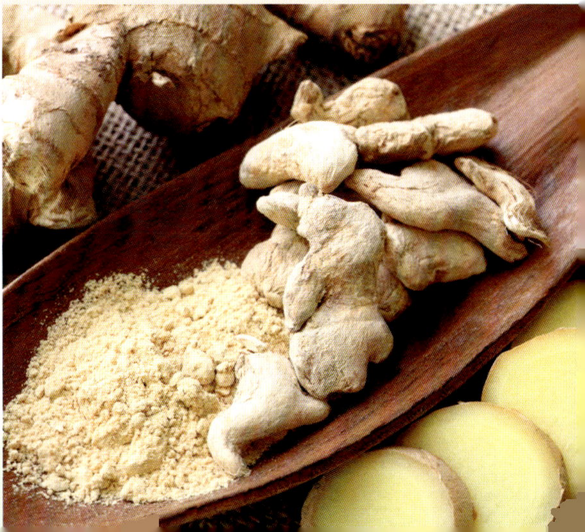

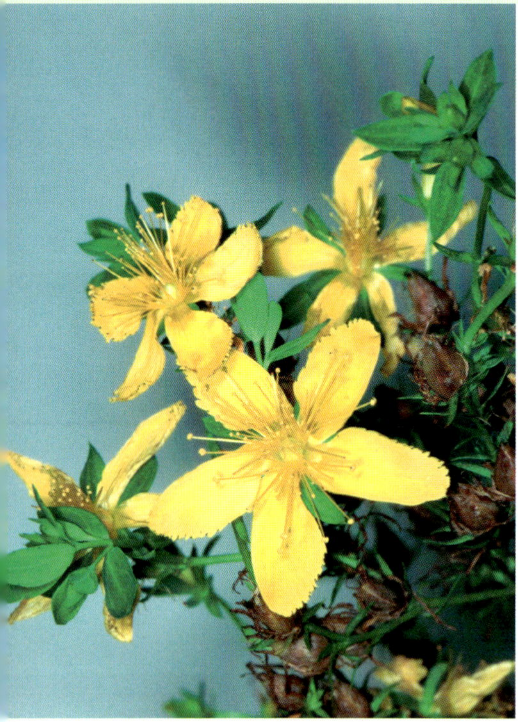

Sodbrennen und allergischen Reaktionen führen.

Ingwertee bei Magenbeschwerden, Bronchitis, Magenschleimhautentzündung und Übelkeit

Schälen Sie eine frische Ingwerknolle und schneiden Sie sie klein. Übergießen Sie einen Teelöffel davon mit 250 Milliliter kochendem Wasser. Lassen Sie das Ganze kurz aufkochen und anschließend zehn Minuten zugedeckt ziehen. Danach abseihen. Trinken Sie höchstens einen Viertelliter über den Tag verteilt.

Johanniskraut

Verwendete Teile: blühendes Kraut, Blüten
Ernte: Ende Juni bis September
Wirkung: stimmungsaufhellend, krampflösend, antidepressiv, beruhigend, entzündungshemmend, schmerzstillend, antibakteriell, zusammenziehend
Hauptanwendungen: depressive Verstimmung, Angstzustände, nervöse Unruhe, Schlafstörungen, stumpfe Verletzungen, leichte Verbrennungen, Hauterkrankungen, rheumatische Schmerzen

Bitte beachten: Während der Zeit der Anwendung ist übermäßige Lichteinwirkung zu meiden. Johanniskraut kann die Wirkung anderer Medikamente beeinflussen.

Johanniskrauttee bei depressiver Verstimmung, Unruhe und Angst

Bereiten Sie einen Aufguss aus einer Handvoll frischem Johanniskraut oder zwei Teelöffeln getrocknetem Kraut und einer Tasse kochendem Wasser. Zehn Minuten zugedeckt ziehen lassen, abseihen und frisch trinken – dreimal am Tag eine Tasse.

Johanniskrauttinktur bei Rheuma und Gliederzittern

Füllen Sie zwei Handvoll Johanniskrautblüten in eine helle Flasche und übergießen Sie sie mit einem Liter klarem Schnaps. Mindestens sechs Wochen ziehen lassen (gelegentlich schütteln). Bei Bedarf die betroffenen Stellen mehrmals am Tag mit der Tinktur einreiben.

Kamille

Verwendete Teile: Blüten
Ernte: Juli, August
Wirkung: krampflösend, beruhigend, antibakteriell, entzündungshemmend,

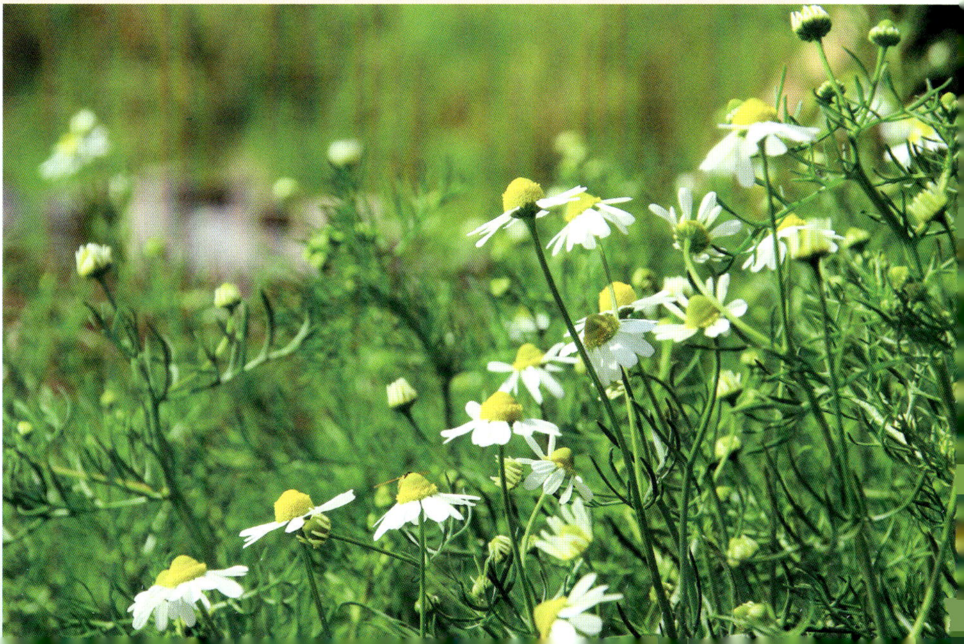

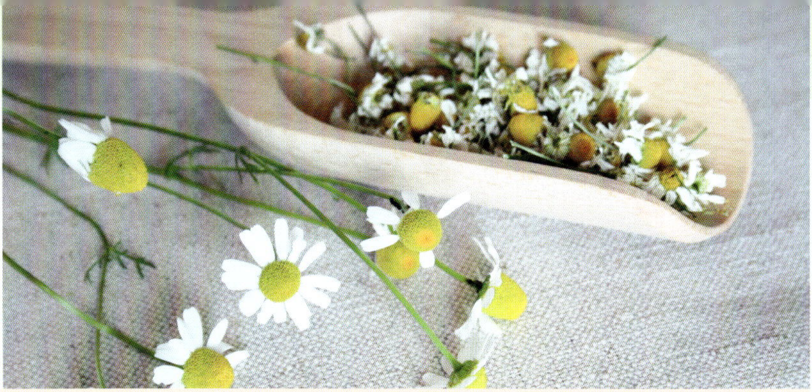

wundheilungsfördernd, schmerzlindernd, schweißtreibend
Hauptanwendungen: Krämpfe, Haut- und Schleimhautentzündungen, Menstruationsbeschwerden, schlecht heilende Wunden, Erkältungskrankheiten, Verdauungsbeschwerden

Bitte beachten: Kamille wirkt austrocknend. Nicht in die Augen gelangen lassen! Nicht anwenden bei einer Allergie gegen Korbblütler. Wechselwirkungen mit anderen Medikamenten sind möglich.

Kamillentee bei Atemwegsinfekten, Verdauungsbeschwerden, Entzündungen und Menstruationsschmerzen

Bereiten Sie einen Aufguss aus einem Esslöffel getrockneten Kamillenblüten und einer Tasse kochendem Wasser. Zehn Minuten zugedeckt ziehen lassen und abseihen. Trinken Sie drei- bis viermal eine Tasse ungesüßten Kamillentee schluckweise zwischen den Mahlzeiten – bei akuten Magenschleimhautentzündungen auch jede halbe oder jede Stunde.

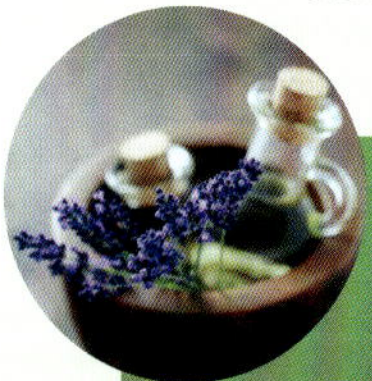

Kamillentee-Gurgellösung bei Mundschleimhautentzündung und Halsschmerzen

Nehmen Sie bei Mundschleimhautentzündung und Halsschmerzen lauwarmen Kamillentee zum Gurgeln. Mehrmals täglich wiederholen.

Kamillenöl bei Ekzemen

Übergießen Sie 50 Gramm Kamillenblüten mit einem halben Liter kalt gepresstem Olivenöl. Gut verschlossen warm und sonnig stehen lassen. Nach zwei Wochen abseihen (gut ausdrücken) und abfüllen. Bei Bedarf mehrmals täglich dünn auf die betroffene Stelle auftragen.

Kartoffel

Verwendete Teile: Knolle
Ernte: Juni bis Oktober
Wirkung: abschwellend, schmerzlindernd, entzündungshemmend
Hauptanwendungen: Sodbrennen, Wasseransammlungen, Kreislauferkrankungen, Magenbeschwerden, Verbrennungen und Verstauchungen

Bitte beachten: Kann im Rohzustand Vergiftungserscheinungen hervorrufen (äußerst selten). Oberirdische Teile nicht verzehren (vor allem Kinder). Ausgetriebene Kartoffeln nicht mehr essen.

Kartoffelsäckchen bei Rheuma, Bronchitis, Halsentzündungen und eitrigen Mandelentzündungen

Kochen sie ein halbes bis ein Kilo Kartoffeln mit der Schale weich und zerdrücken Sie sie. Füllen Sie die Kartoffelmasse in ein Baumwoll- oder Leinensäckchen und legen Sie es möglichst warm auf die betroffene Stelle auf. Lassen Sie es so lange wirken, wie es noch gut warm ist (ca. eine halbe Stunde). Nach einer halben Stunde Ruhezeit bei Bedarf wiederholen.

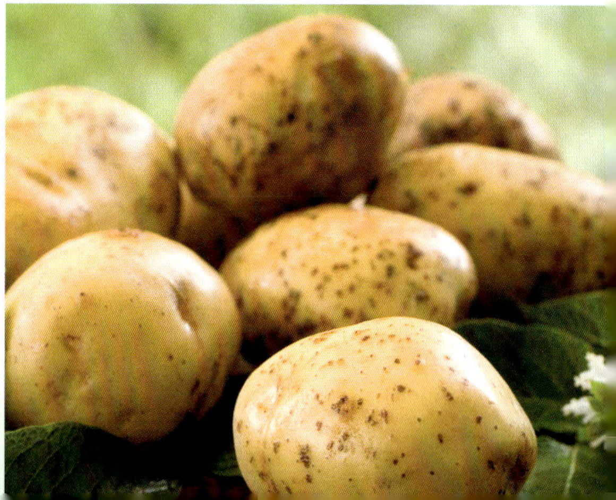

Knoblauch

Verwendete Teile: Knolle

Ernte: September, Oktober

Wirkung: antibakteriell, krampf- und schleimlösend, gefäßerweiternd, blutdrucksenkend

Hauptanwendungen: erhöhte Blutfettwerte, Vorbeugung von Gefäßerkrankungen, Bluthochdruck, Arteriosklerose, infektiöse Darmerkrankungen, Durchblutungsstörungen, Herpes, Warzen

Bitte beachten: Kann zu leichten Magen-Darm-Beschwerden führen; bei Einnahme von blutgerinnungshemmenden Mitteln nur in Absprache mit dem Arzt anwenden.

Knoblauch-Kompresse bei Hühneraugen und Warzen

Pressen Sie zwei Knoblauchzehen aus, tränken Sie eine Kompresse mit dem Saft und legen Sie sie morgens und abends für einige Stunden zusammen mit den ausgepressten Knoblauchzehen auf die betroffenen Stellen. In der Regel sind die Warzen oder Hühneraugen nach ca. 10 bis 14 Tagen verschwunden.

Knoblauchmilch bei trockenem Husten und Nagelbettentzündung

Schälen und zerquetschen Sie eine Knoblauchzehe und kochen Sie sie in einer Tasse Milch zehn Minuten lang auf kleiner Flamme. Bei Husten trinken Sie die Knoblauchmilch noch warm. Bei Nagelbettentzündung baden Sie den betroffenen Nagel darin zehn Minuten lang.

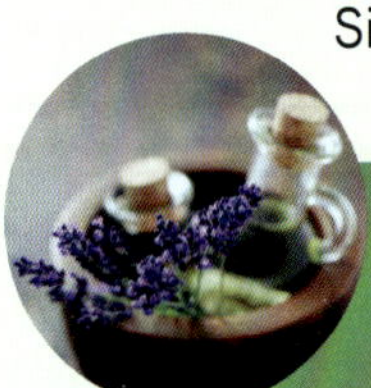

Auch bei Herpes und Hautpilz

Knoblauchscheiben oder ausgepresste Knoblauchzehen eignen sich auch zur Behandlung von Herpes und Hautpilz.

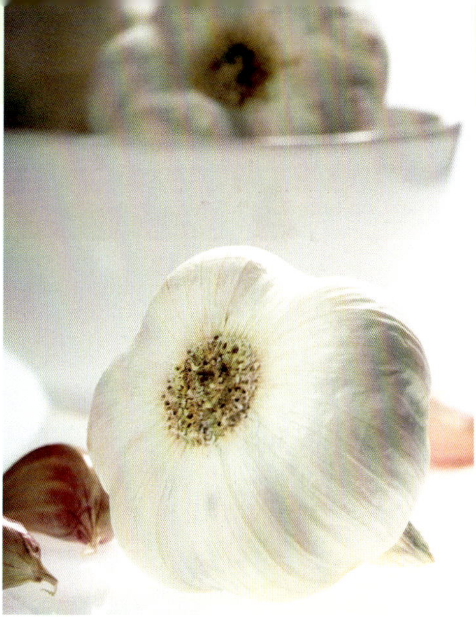

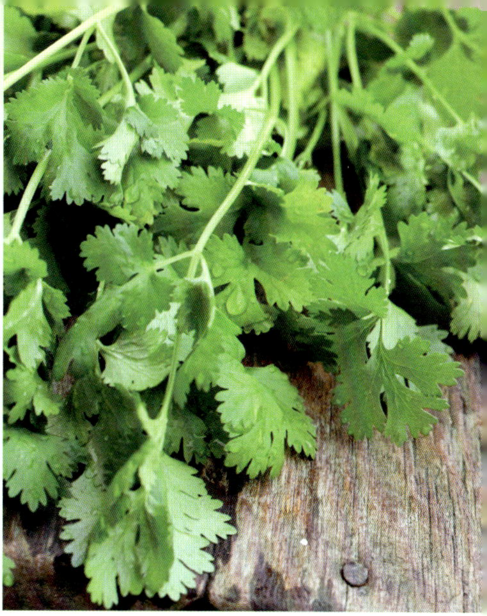

Koriander

Verwendete Teile: Samen
Ernte: Juli bis September
Wirkung: krampflösend, antibakteriell, appetitanregend, milchbildend, blähungslindernd
Hauptanwendungen: Verdauungsbeschwerden, Appetitlosigkeit, krampfartige Magen- und Darmschmerzen

Bitte beachten: Verwechslungsgefahr mit giftigen Pflanzen (z. B. Wasserschierling, Hundspetersilie)!

Koriandertee bei Verdauungsbeschwerden mit leichten Krämpfen und Blähungen

Machen Sie einen Aufguss aus einem Teelöffel frisch zerstoßenen Koriandersamen und einer Tasse Wasser. Fünf bis zehn Minuten ziehen lassen, dann abfiltern. Zwei- bis dreimal pro Tag ungefähr eine halbe Stunde nach den Mahlzeiten trinken.

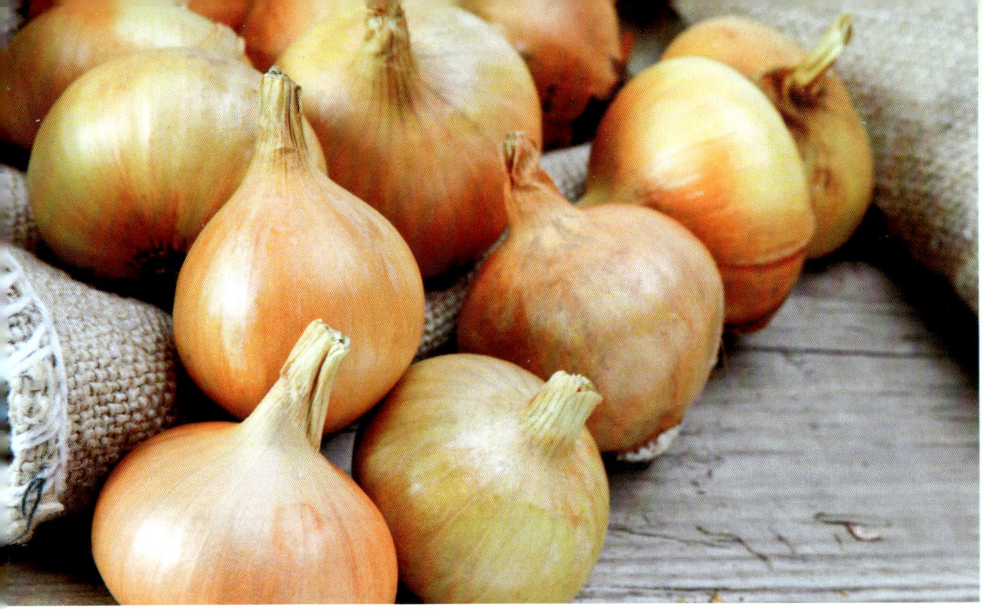

Küchenzwiebel

Verwendete Teile: Zwiebelknolle
Ernte: August bis Oktober
Wirkung: gefäßstärkend, entzündungshemmend, antibakteriell, blutdrucksenkend, krampf- und schleimlösend
Hauptanwendungen: Appetitlosigkeit, Husten, Vorbeugung von Arteriosklerose, Mittelohrentzündung, leichte Hautentzündungen, Insektenstiche

Bitte beachten: Bei empfindlichen Menschen kann es zu Magenbeschwerden oder Sodbrennen kommen. Selten sind Zwiebelallergien.

Zwiebelhonig bei Husten und Bronchitis

Reiben Sie fünf rote Zwiebeln klein und vermischen Sie sie mit zehn Esslöffeln flüssigem Honig, gut umrühren. Lassen Sie die Mischung über Nacht stehen und nehmen Sie am nächsten Tag zwei bis drei Teelöffel über den Tag verteilt ein, dabei möglichst lange im Mund behalten.

Zwiebelsaft bei Wespenstichen

Ein bekanntes Hausmittel bei Wespenstichen: Schneiden Sie eine Zwiebel in der Mitte auf und reiben Sie die Einstichstelle mit dem Zwiebelsaft ein. Nach 5 bis 15 Minuten Einziehzeit mit kaltem Wasser kühlen.

Kümmel

Verwendete Teile: Wurzel, Samen
Ernte: Juni, Juli
Wirkung: krampflösend, verdauungsanregend, appetitfördernd, milchbildend, durchblutungsfördernd
Hauptanwendungen: Verdauungsbeschwerden, Völlegefühl, Blähungen, leichte Magen-Darm-Krämpfe, rheumatische Beschwerden, Appetitlosigkeit

Bitte beachten: Nicht langzeitig und überdosiert verwenden. Kümmeltee oder Kümmeltropfen nicht in der Schwangerschaft und Stillzeit einnehmen. Nicht bei einer Allergie gegen Doldenblütler oder Korbblütler anwenden. Verwechslungsgefahr mit giftigen Doldengewächsen wie dem Schierling.

Kümmeltee bei Magen- oder Darmbeschwerden

Überbrühen Sie einen bis zwei Teelöffel im Mörser zerstoßene Kümmelfrüchte mit einer Tasse kochendem Wasser. Lassen Sie das Ganze zugedeckt zehn Minuten ziehen, dann abseihen. Trinken Sie ein bis drei Tassen pro Tag schluckweise.

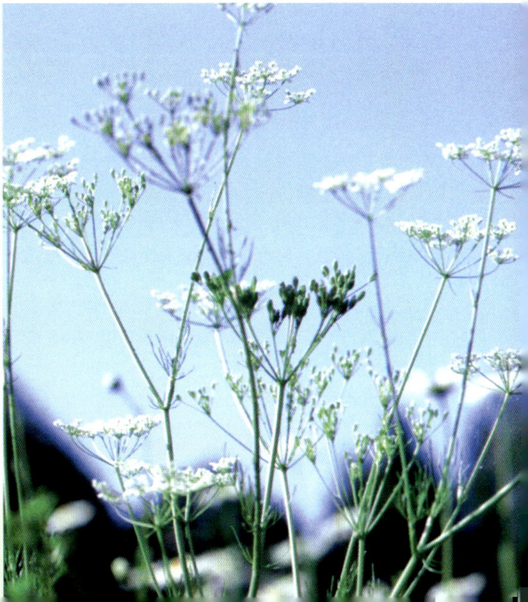

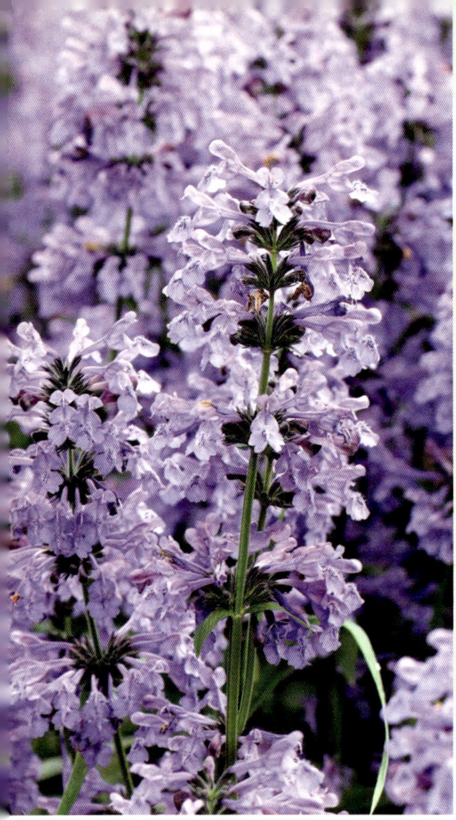

Lavendel

Verwendete Teile: Blüten, Blätter
Ernte: Blüten (Juli), junge Blätter (August)
Wirkung: beruhigend, blähungs- und harntreibend, durchblutungsfördernd, kreislaufanregend, antiseptisch, krampflösend, schmerzlindernd
Hauptanwendungen: Einschlafstörungen, Nervosität, nervöse Darmbeschwerden, Reizmagen, Blähungen, Kopfschmerzen, Wundheilung, Verdauungsbeschwerden

Bitte beachten: Nicht in der Schwangerschaft und bei Insulinabhängigkeit verwenden.

Lavendelöl bei Kopfschmerzen, Durchblutungsstörungen, Insektenstichen und Furunkeln

Füllen Sie eine weiße, weithalsige Glasflasche zur Hälfte mit getrockneten Lavendelblüten und gießen Sie die restliche Flasche mit kalt gepresstem Olivenöl auf. Das Ganze an einem warmen und sonnigen Ort stellen. Nach sechs Wochen abseihen. Bei Bedarf betroffene Stelle mit dem Öl einreiben.

Lavendeltee bei Unruhe, Kopfschmerzen, Schlafstörungen und Magenverstimmungen

Bereiten Sie einen Aufguss mit zwei Teelöffeln Lavendelblüten und einer Tasse heißem Wasser, Ziehzeit: fünf Minuten. Trinken Sie vor dem Schlafengehen zwei Tassen.

Lein

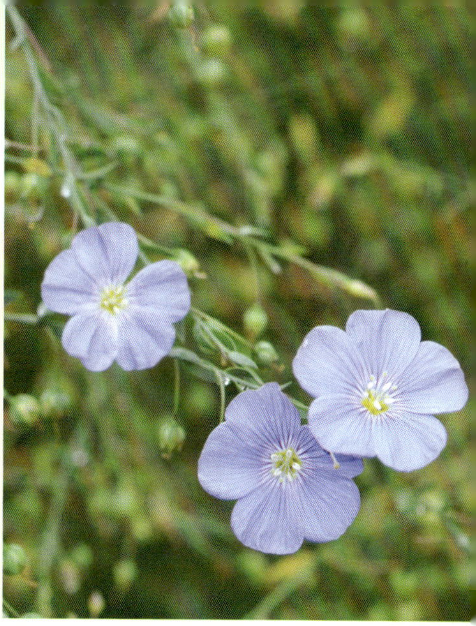

Verwendete Teile: Samen, Blätter, Blüten
Ernte: August bis Oktober
Wirkung: abführend, entzündungshemmend, krampflösend, schmerzstillend
Hauptanwendungen: Verstopfung, Durchfall, Reizdarm, Schleimhaut- und Hautentzündungen, Schmerzen, Rheuma, Magen- und Zwölffingerdarmgeschwüre

Bitte beachten: Nicht anwenden bei Verdacht auf und bestehendem Darmverschluss, Darmlähmung, Verengung der Speiseröhre oder des Magen-Darm-Trakts. Nicht bei Kindern unter sechs Jahren anwenden. Kann die Wirksamkeit anderer Medikamente herabsetzen.

Leinsamenbrei bei Verstopfung und Magenschleimhautentzündung

Verrühren Sie einen bis zwei Esslöffel Leinsamen mit etwas Wasser zu einem Brei und nehmen Sie den Brei zwei- bis dreimal täglich unmittelbar nach Zubereitung zu sich.

Leinsamensäckchen bei Abszessen, Furunkeln, Zahnschmerzen, Verletzungen und lokalen Entzündungen

Verkochen Sie zwei Esslöffel gemahlenen Leinsamen mit zwei Tassen Wasser zu einem dicken Brei, lassen Sie diesen etwas quellen und füllen Sie ihn in ein Säckchen. Gut zubinden und möglichst warm auf die betroffene Stelle auflegen. Wenn das Säckchen nach ca. 30 Minuten abgekühlt ist, können Sie es erneuern.

Liebstöckel

Verwendete Teile: Blätter, Samen, Wurzeln
Ernte: Blätter: Frühjahr; Samen: Spätsommer; Wurzel: zeitiges Frühjahr bzw. Spätherbst
Wirkung: harn- und blähungstreibend, krampflösend, entwässernd, menstruationsregulierend, verdauungsfördernd
Hauptanwendungen: entzündliche Harnwegserkrankungen, Atemwegskatarrhe, Verdauungsbeschwerden

Bitte beachten: Nicht anwenden während der Schwangerschaft und Stillzeit sowie bei Nierenerkrankungen und hohem Fieber.

Liebstöckeltee bei Völlegefühl, Sodbrennen, Blasenentzündung und Katerbeschwerden

Übergießen Sie zwei Teelöffel klein geschnittene Liebstöckelwurzeln mit einer Tasse Wasser. Eine Viertelstunde ziehen lassen und abseihen. Schwach gesüßt und frisch zubereitet zwei- bis dreimal zwischen den Mahlzeiten trinken.

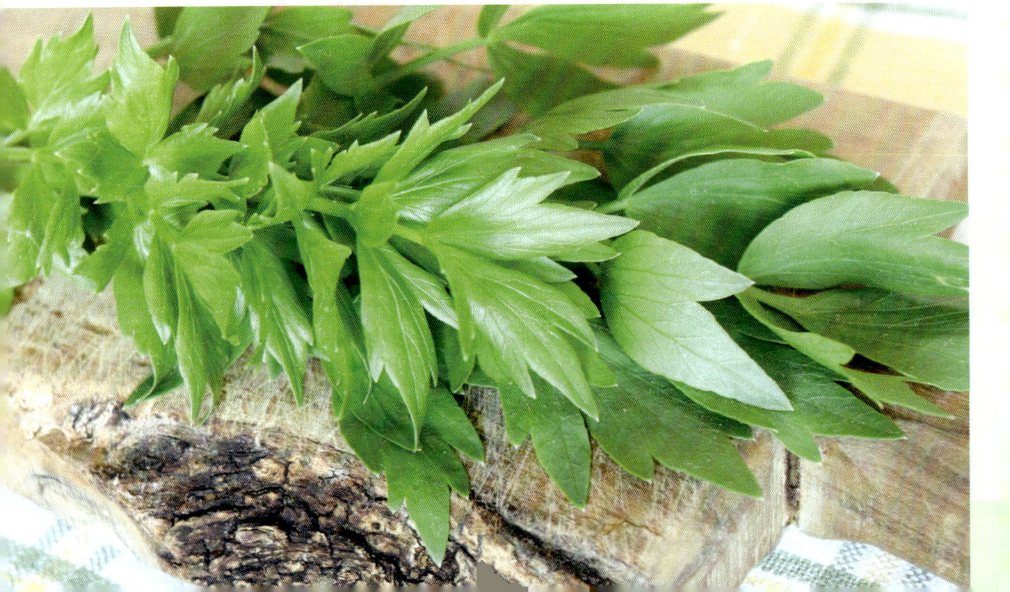

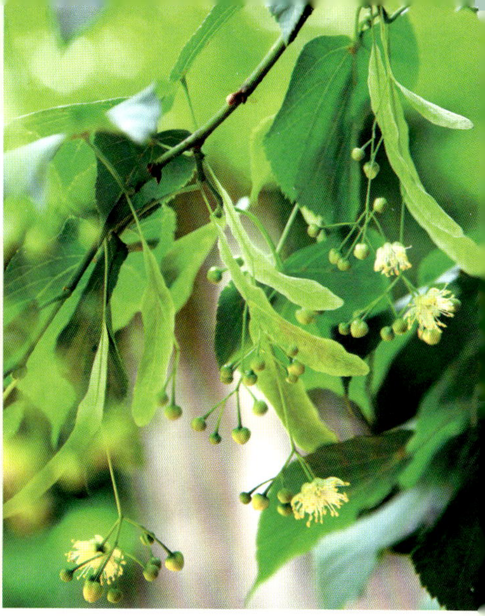

Linde

Verwendete Teile: Blüten, Blätter
Ernte: Juni
Wirkung: schweißtreibend, krampflösend, schleimlösend, reizlindernd, entzündungshemmend, beruhigend
Hauptanwendungen: Erkältungen, Bronchitis, trockener Reizhusten, Schnupfen, Blasen- und Nierenleiden

Lindenblütentee bei fiebriger Erkältung und Nasennebenhöhlenentzündung

Bereiten Sie einen Aufguss mit einem Teelöffel getrockneten Lindenblüten und einer Tasse Wasser, Ziehzeit: 10 Minuten, danach abseihen. Vier bis fünf Tassen am Tag möglichst heiß trinken.

Lindenblütenbadezusatz bei Nervosität, depressiver Verstimmung und Nervenschmerzen

Übergießen Sie zwei Handvoll Lindenblüten mit einem Liter kochendem Wasser, 20 Minuten ziehen lassen. Geben Sie den Badezusatz auf ein Vollbad und baden Sie darin ca. 20 Minuten. Danach ruhen.

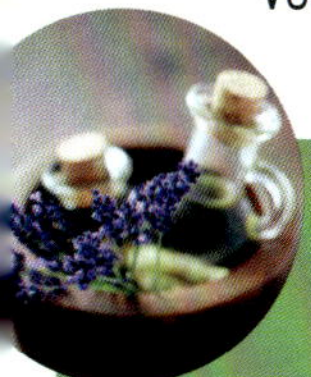

Erkältungen vorbeugen

Waren Sie draußen in der Kälte oder im Regen unterwegs und fühlen, dass eine Erkältung im Anzug ist, dann können Sie erkältungsvorbeugend zu Hause sofort ein heißes Fußbad nehmen. Dazu trinken Sie eine Tasse mit Honig gesüßten Lindenblütentee und legen sich danach ins warme Bett. Oft sind die Erkältungsanzeichen am nächsten Tag verschwunden.

Löwenzahn

Verwendete Teile: Blätter, Stängel, Wurzeln, Blüten, Knospen
Ernte: junge Blätter: März, April; Blüten/Knospen, Stängel: April, Mai
Wirkung: galle- und harntreibend, entgiftend, entwässernd, nierenanregend, verdauungsfördernd, stoffwechselanregend, leicht abführend
Hauptanwendungen: Verdauungsstörungen, Appetitlosigkeit, Rheuma, Gicht, Blasenentzündungen, Gallenbeschwerden, Leberleiden

Bitte beachten: Nicht anwenden bei Darmverschluss oder Entzündungen der Gallenwege. Selten treten Kontaktallergien und saures Aufstoßen auf.

Löwenzahnblütenmassageöl bei Gelenkschmerzen und Verspannung

Übergießen Sie zwei Handvoll fest zusammengedrückte Löwenzahnblüten in einem Schraubdeckelglas mit Olivenöl, sodass die Blüten vollständig bedeckt sind. Fest verschlossen vier bis sechs Wochen warm und hell aufbewahren, abfiltern und in eine dunkle Flasche umfüllen. Bei Bedarf großflächig einmassieren.

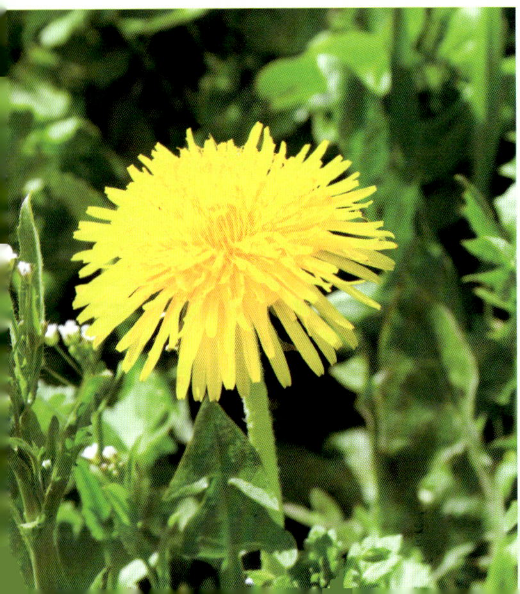

Löwenzahnteekur bei Arthrose, Gicht und Abwehrschwäche

Geben Sie einen Viertelliter kochendes Wasser über zwei gehäufte Teelöffel Löwenzahnwurzeln und -kraut. Zehn Minuten ziehen lassen und abseihen. Trinken Sie im Frühjahr und Herbst ungefähr sechs bis acht Wochen lang jeden Tag zwei Tassen des Tees.

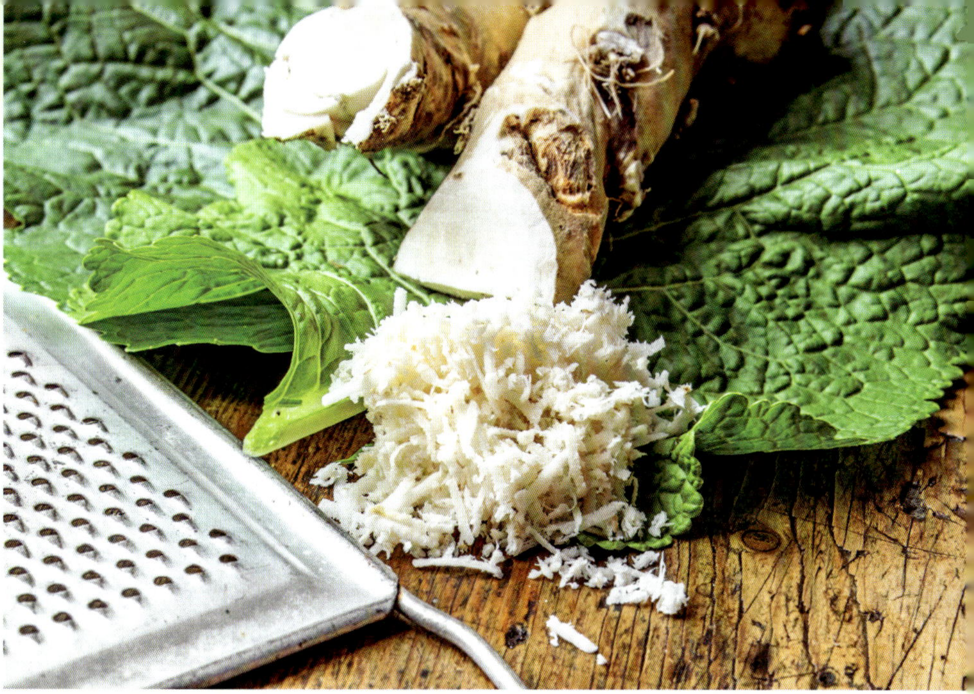

Meerrettich

Verwendete Teile: Wurzel
Ernte: September bis März
Wirkung: antibakteriell, immunstärkend, schleimlösend, entzündungshemmend, schmerzlindernd, schweiß- und harntreibend, verdauungs- und appetitanregend, durchblutungsfördernd
Hauptanwendungen: Harnwegsentzündungen, rheumatische Beschwerden, Atemwegserkrankungen (z. B. Bronchitis), Völlegefühl, unterstützend bei Blasenentzündung, Muskelschmerzen

Bitte beachten: Nicht bei Kindern unter vier Jahren, entzündlichen Darmerkrankungen, Magen- oder Darmgeschwüren und chronischen Nierenentzündungen anwenden. Überdosierung kann bei äußerlicher Anwendung Hautreizungen, bei innerlicher Anwendung Magen-Darm-Beschwerden hervorrufen. Seltener kommen allergische Reaktionen vor.

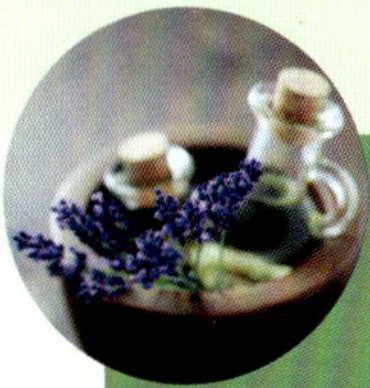

Meerrettich-Honig-Paste

Nehmen Sie einen Teil frisch geraspelten Meerrettich auf neun Teile Honig und verrühren Sie das Ganze zu einer Paste. Mit dieser bestreichen Sie dreimal am Tag den betroffenen Nagel; dabei jeweils 15 Minuten einwirken lassen.

Meerrettichbreiumschlag bei hartnäckigem Husten, Rheuma und Nervenschmerzen (z. B. Hexenschuss, Ischias)

Reiben Sie die betroffene Stelle mit Öl, Vaseline oder Melkfett ein. Befeuchten Sie einen frisch geraspelten Meerrettich mit etwas Wasser, tragen Sie ihn auf ein Leinentuch auf und machen Sie damit einen Umschlag. Ca. 10 bis 15 Minuten wirken lassen (bzw. bis sich ein Hautbrennen einstellt), dann abnehmen, Haut abwaschen und bei Bedarf wieder einfetten.

Melisse

Verwendete Teile: ganzes Kraut
Ernte: Juni, Juli
Wirkung: krampflösend, beruhigend, antibakteriell, schmerzstillend
Hauptanwendungen: nervöse Magen-Darm-Beschwerden, nervös bedingte Einschlafstörungen, nervöse Herzbeschwerden, Unruhe, Kopfschmerzen, depressive Verstimmungen, Lippenherpes

Melissentee bei Schlafstörungen, Nervosität, depressiver Verstimmung, Nasennebenhöhlenentzündung, Magen- und Darmbeschwerden

Stellen Sie aus zwei gehäuften Teelöffeln frischen oder getrockneten Melissenblättern und einer Tasse kochendem Wasser einen Aufguss her. Lassen Sie das Ganze zehn Minuten zugedeckt ziehen und seihen Sie die Blätter ab. Mehrere Tassen über den Tag verteilt trinken.

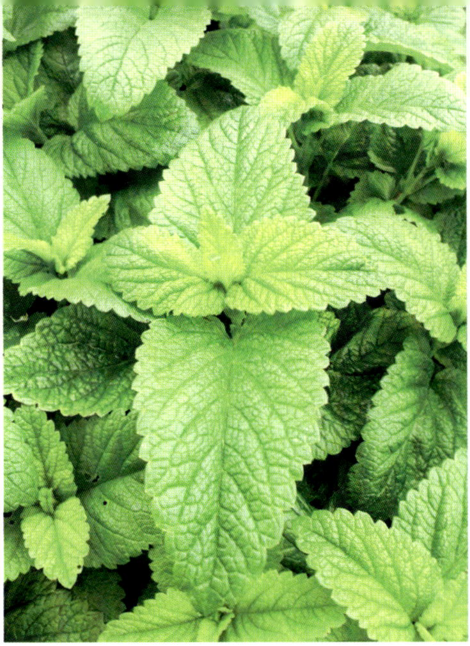

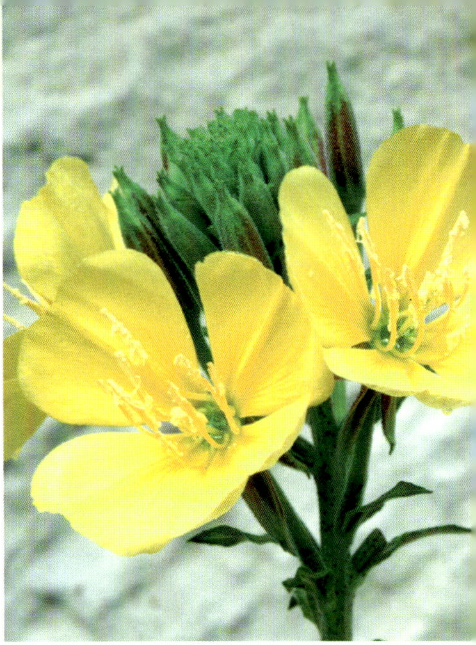

Melissensalbe bei Rheuma, Gelenkproblemen und Herpes

Erwärmen Sie 500 Gramm Schweinefett und geben Sie zwei Handvoll frischer, zerkleinerter Melissenblätter hinzu. Vier bis fünf Minuten köcheln und danach drei bis vier Tage ruhen lassen. Nochmals erwärmen und durch ein Tuch in Tiegel abfiltern.

Nachtkerze

Verwendete Teile: Samen, Samenöl, Wurzel, Kraut
Ernte: Samen: Spätsommer und Herbst; Wurzel: Herbst; Blätter: Juni bis Oktober
Wirkung: zusammenziehend, stärkend, beruhigend
Hauptanwendungen: Neurodermitis, prämenstruelles Syndrom (PMS), Wechseljahrs- und Menstruationsbeschwerden

Bitte beachten: Nicht anwenden bei Epilepsie; während der Schwangerschaft und Stillzeit nur in Rücksprache mit dem Arzt.

Nachtkerzenwaschung bei Neurodermitis

Übergießen Sie 15 Gramm getrocknete Nachtkerzensprossspitzen mit 250 Milliliter kochendem Wasser. Zehn Minuten ziehen lassen und abseihen. Betroffene Stelle damit vorsichtig abwaschen. Bei Bedarf nach drei Stunden nochmals anwenden.

Petersilie

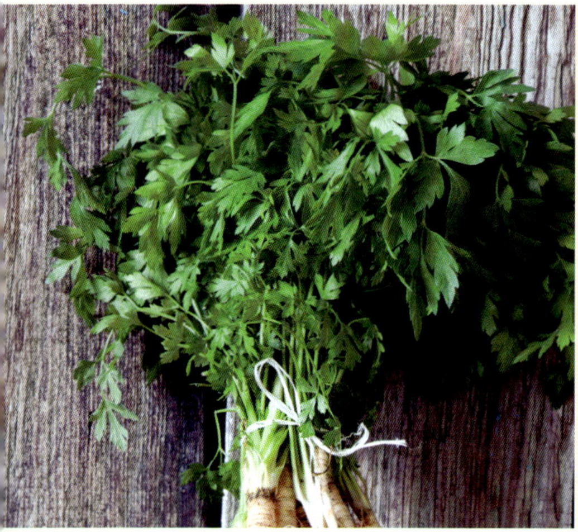

Verwendete Teile: Blätter, Wurzeln
Ernte: April bis Oktober
Wirkung: harntreibend, wehen- und menstruationsfördernd, schleim- und krampflösend, blutdrucksenkend, entzündungshemmend, blähungslindernd
Hauptanwendungen: Harnwegserkrankungen, Nierengrieß, Magen-Darm-Beschwerden, Verdauungsprobleme

Bitte beachten: Während der Schwangerschaft keine größeren Mengen (mehr als einen Esslöffel pro Tag) einnehmen. Nicht anwenden bei Nierenentzündung und durch Herz- und Nierenerkrankungen verursachten Ödemen. Kann die Lichtempfindlichkeit der Haut erhöhen. Nicht stark überdosieren. Verwechslungsgefahr der glattblättrigen Petersilie mit giftigen Pflanzen wie Hundspetersilie und Fleckenschierling.

Petersilientee bei Blasenentzündung und Impotenz

Bereiten Sie einen Aufguss aus einem Esslöffel zerkleinerter Petersilienwurzel und zerkleinertem Petersilienkraut mit einer Tasse kochendem

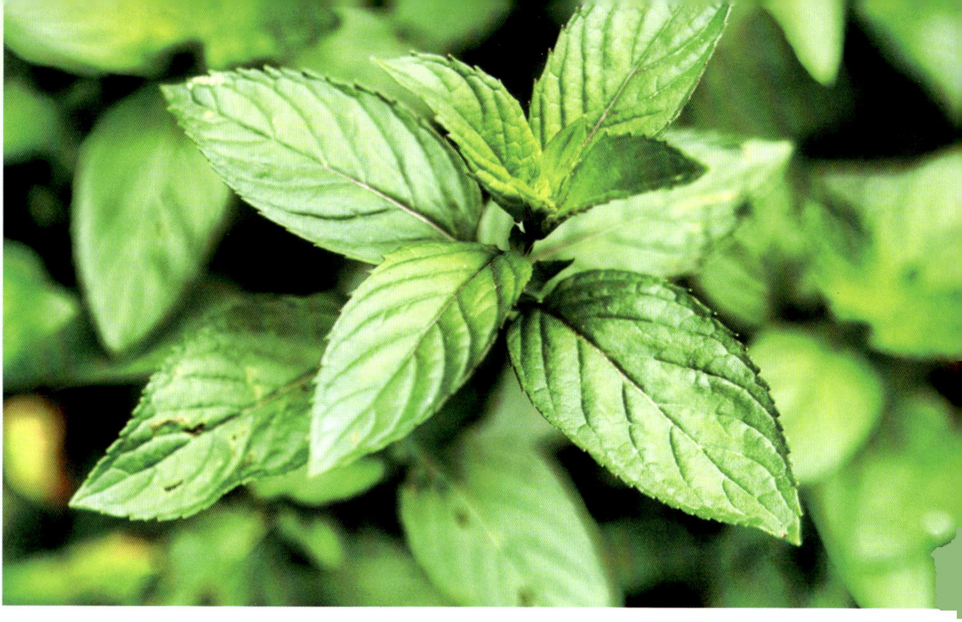

Wasser. Das Ganze lassen Sie zugedeckt 10 bis 15 Minuten ziehen, seihen die Pflanzenteile ab und trinken dreimal am Tag je eine Tasse.

Bronchitismischung

Zerkleinern Sie eine Handvoll frische Petersilie und pressen Sie drei Zitronen aus. Verrühren Sie den Zitronensaft und die Petersilie mit zwei Teelöffeln Honig und lassen Sie das Ganze über Nacht mit einem Tuch abgedeckt stehen. Nehmen Sie stündlich einen Esslöffel der Mischung ein.

Pfefferminze

Verwendete Teile: Blätter
Ernte: Frühsommer vor der Blüte
Wirkung: krampflösend, entzündungshemmend, schmerzstillend, durchblutungsfördernd, desinfizierend
Hauptanwendungen: Magen-, Darm- und Gallenbeschwerden, Schmerzen, Erkältung, Mundschleimhautentzündungen, juckende Hauterkrankungen

Bitte beachten: Nicht in der Schwangerschaft, bei Magengeschwüren, Verschluss der Gallenwege, Gallenblasenentzündung und Leberschäden verwenden. Bei Gallensteinleiden ärztlich abklären. Öl nicht auf verletzte Haut oder Schleimhaut auftragen. Bei Babys und Kleinkindern nicht im Gesicht anwenden. Kann bei empfindlichem Magen Magenbeschwerden verursachen.

Pfefferminztee bei Erkältung und Reizdarm

Übergießen Sie drei Teelöffel Pfefferminzblätter mit einer Tasse kochendem Wasser. Zehn Minuten zugedeckt ziehen lassen, abseihen und mehrmals täglich ein bis zwei Tassen zu sich nehmen. Für eine Teekur trinken Sie dreimal am Tag je eine Tasse Pfefferminztee. Die Kur führen Sie drei Wochen lang durch.

Ringelblume

Verwendete Teile: Blätter, Blüten
Ernte: Juni bis Oktober
Wirkung: wundheilungsfördernd, antibakteriell, entzündungshemmend, krampflösend, blutstillend, galletreibend
Hauptanwendungen: Mund- und Rachenschleimhautentzündung, schlecht heilende Wunden, Hautbeschwerden (z. B. Akne, Flechten, Sonnenbrand)

Bitte beachten: Nicht anwenden bei Korbblütlerallergie!

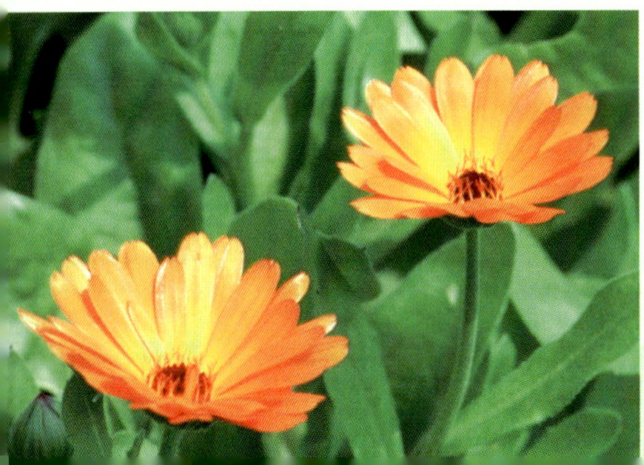

Ringelblumenseifenbad bei Nagelbettentzündung

Erwärmen Sie 250 Milliliter Wasser und lösen Sie einen Esslöffel Schmierseife darin auf. Geben Sie zwei ge-

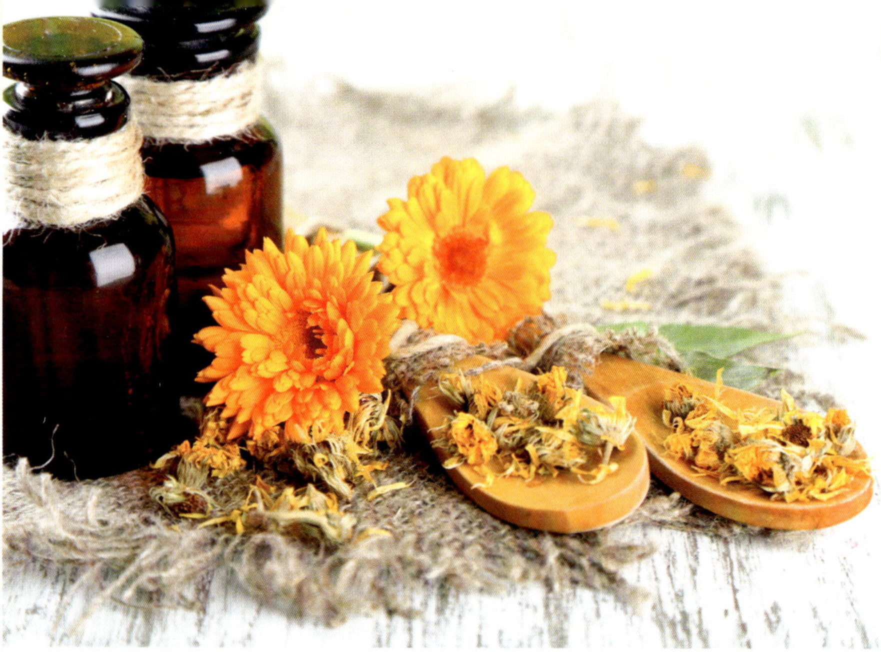

häufte Teelöffel Ringelblumenblütenblätter hinzu und kochen Sie alles vorsichtig auf. Nach fünf Minuten Ziehzeit absieben. Baden Sie betroffene Finger oder Zehen etwa zehn Minuten lang in der möglichst warmen Lösung.

Ringelblumentee-Gurgellösung bei Mund- und Rachenentzündungen

Stellen Sie einen Aufguss aus ein bis zwei Teelöffeln Ringelblumenblüten mit einer Tasse kochendem Wasser her. Nach zehn Minuten Ziehzeit abseihen. Mit dem noch warmen Tee mehrmals am Tag gurgeln.

Ringelblumentinktur bei Venenentzündungen, Muskelzerrungen und Quetschungen

Füllen Sie zwei Handvoll frischer Ringelblumenblüten in eine weiße, weithalsige Flasche und gießen Sie sie mit klarem Schnaps auf. Zwei Wochen an einen warmen, sonnigen Platz stellen. Bei Bedarf 1:1 mit Wasser verdünnen und für Einreibungen oder Umschläge verwenden.

Rosmarin

Verwendete Teile: kleine Zweige, Blätter, Blüten
Ernte: April, Mai (vor der Blüte)
Wirkung: durchblutungsfördernd, krampflösend, magenwirksam, entspannend, keimhemmend
Hauptanwendungen: Verdauungs- und Durchblutungsstörungen, krampfartige Darm-, Magen- und Gallenstörungen, Kreislaufbeschwerden, rheumatische Schmerzen, Zerrungen, Verstauchungen, nervöse Wechseljahrsbeschwerden, Menstruationsbeschwerden, Kopfschmerzen

Bitte beachten: Nicht anwenden in der Schwangerschaft. Hohe Dosierung über lange Dauer vermeiden.

Rosmarinbad bei Migräne, Nervenschmerzen, Impotenz und niedrigem Blutdruck

Übergießen Sie 50 Gramm Rosmarinblätter mit einem Liter heißem Wasser, lassen Sie das Ganze zugedeckt etwa eine halbe Stunde lang ziehen, seihen Sie die Blätter ab und geben Sie den Absud ins Badewasser. Baden Sie bei einer Temperatur von 38 °C mindestens 15 Minuten lang darin.

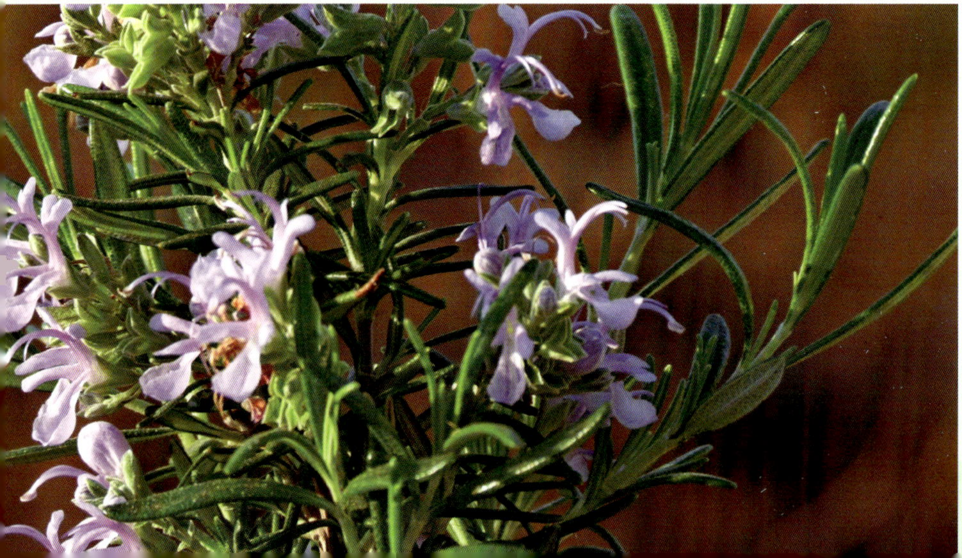

Rosskastanie

Verwendete Teile: vor allem Früchte, Blüten und Rinde
Ernte: Früchte: September, Oktober; Blüten: Mai; Rinde: März
Wirkung: durchblutungsfördernd, entzündungshemmend, abschwellend, schmerzlindernd, antibakteriell, kreislaufstärkend, ödemausschwemmend, schleim- und krampflösend, zusammenziehend
Hauptanwendungen: Venenerkrankungen (Krampfadern, schwere Beine), Hämorrhoiden, akute Schmerzen, nächtliche Wadenkrämpfe, Muskelprellungen, Rheuma

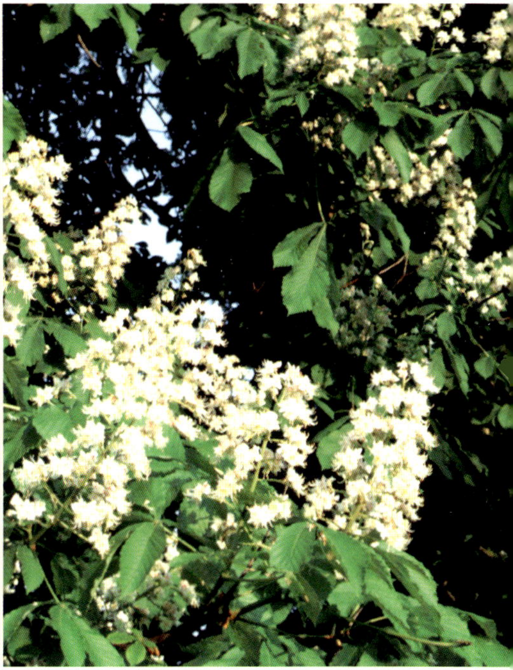

Bitte beachten: Nicht anwenden bei Kindern unter zwölf Jahren. Vorsicht in der Schwangerschaft. Früchte sind ungenießbar und die hellgrünen Samenschalen unreifer Früchte sogar giftig. Selten kommt es zu Magen- und Darmreizungen. Nicht überdosieren oder mit Geschwüren und offenen Wunden in Kontakt bringen.

Rosskastanientinktur bei Venenleiden, Krampfadern und schweren Beinen

Füllen Sie zerkleinerte, reife, frische Rosskastanienfrüchte mit Schale und klaren Schnaps je zur Hälfte in eine weithalsige, weiße Flasche und lassen Sie das Ganze etwa vier bis sechs Wochen warm und sonnig stehen. Die Tinktur kann für Einreibungen und Wickel benutzt werden.

Rote Bete

Verwendete Teile: Rübe, Saft, Blätter
Ernte: Oktober, November
Wirkung: immunstärkend, antibakteriell, gallen- und appetitanregend, verdauungsfördernd, blutdrucksenkend, krebshemmend, entgiftend
Hauptanwendungen: Abwehrschwäche, Infektionskrankheiten, Hautentzündungen, Krebsvorbeugung, Übermüdung, Krämpfe

Bitte beachten: Nicht zu hoch dosieren bei Neigung zu Nierensteinbildung!

Rote-Bete-Saft bei Bluthochdruck und Erkältungen

Entsaften Sie 500 Gramm Rote-Bete-Rüben in einer Saftpresse und trinken Sie bei Erkältungen und Bluthochdruck zwei Gläser täglich frisch zubereiteten Saft.

Rote-Bete-Fußwickel bei Krämpfen, Migräne und Übermüdung

Reiben Sie etwas frische, rohe Rote Bete klein und vermengen Sie sie mit ein wenig gutem Olivenöl zu einer streichfähigen Masse. Verstreichen Sie diese auf zwei sauberen Tüchern und wickeln Sie sie auf die Fußsohlen. Darüber ziehen Sie alte Socken und lassen die Fußwickel über Nacht wirken.

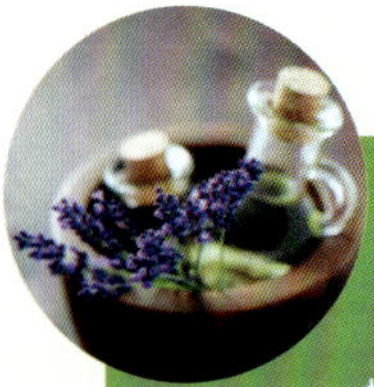

Weitere Anwendungen

Bei verstopften Nebenhöhlen trinken Sie täglich einen Viertelliter Rote-Bete-Saft und essen dazu 200 Gramm geriebene Meerettichwurzeln. Äußerlich angewendet, z. B. in Form von Umschlägen, kann der Rote-Bete-Saft bei Neurodermitis und Gürtelrose helfen.

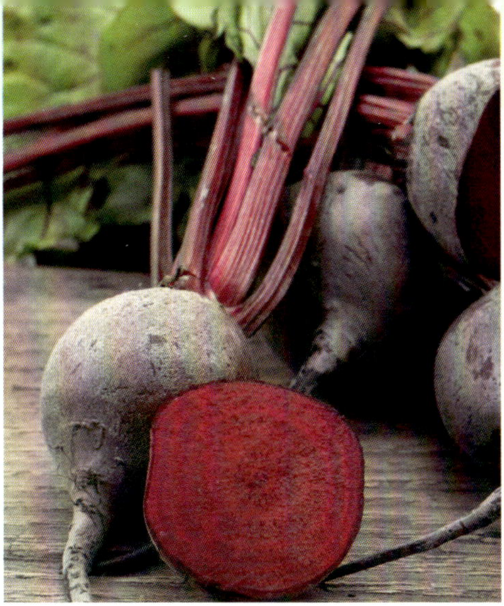

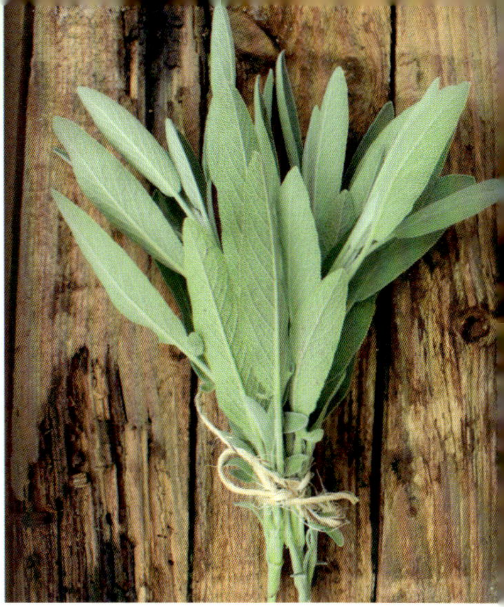

Salbei

Verwendete Teile: Blätter, Kraut und junge Triebspitzen
Ernte: Mai oder September (vor bzw. nach der Blüte)
Wirkung: keimhemmend, zusammenziehend, schweißtreibend, blutstillend, entzündungshemmend, krampflösend
Hauptanwendungen: Mund- und Rachenentzündung, Verdauungsbeschwerden, übermäßiges Schwitzen, Asthma, Kopfschmerzen, Diabetes, Herzschwäche

Bitte beachten: Nicht überdosieren oder zu lang anwenden (über vier Wochen). Während der Schwangerschaft und Stillzeit nicht innerlich anwenden. Ätherisches Öl kann bei empfindlichen Menschen epileptische Anfälle auslösen.

Salbeitee bei Mundgeruch, Bronchitis, Mandelentzündung und übermäßigem Schwitzen

Bereiten Sie einen Aufguss aus zwei Teelöffeln klein geschnittenen Salbeiblättern und einer Tasse kochendem Wasser. Zugedeckt fünf bis zehn Minuten ziehen lassen und abseihen. Trinken Sie schluckweise zwei bis drei Tassen über den Tag verteilt.

Salbei-Kamillen-Spülung bei Scheidenentzündung

Übergießen Sie drei Esslöffel einer Kräutermischung aus Kamillenblüten und Salbeiblättern mit einem Liter kochendem Wasser. Eine Viertelstunde ziehen lassen, abseihen und abkühlen lassen und für eine Scheidenspülung verwenden.

Sauerampfer

Verwendete Teile: Kraut, Blätter
Ernte: zeitiges Frühjahr bis Spätsommer
Wirkung: harntreibend, schleimlösend, zusammenziehend, abwehrstärkend, blutbildend, entzündungshemmend
Hauptanwendungen: Verdauungsstörungen, Atemwegserkrankungen (z. B. Nasennebenhöhlenentzündung)

Bitte beachten: Nur die frischen, jungen Blätter verwenden. Nicht anwenden bei Rheuma, Gicht, Blasen- und Nierensteinen. Nicht überdosieren (vor allem bei Kindern!).

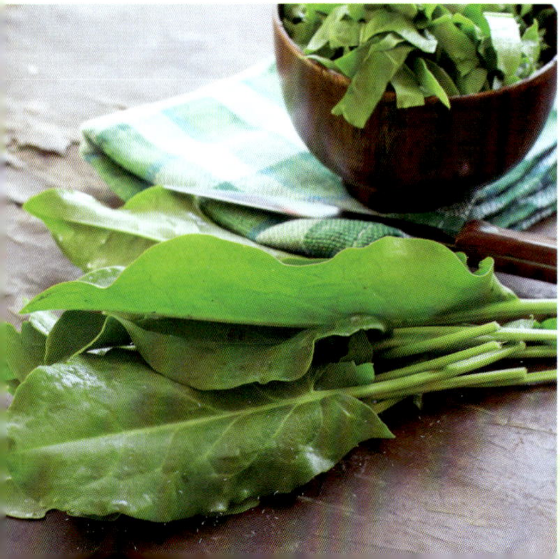

Sauerampferabführwein

Geben Sie 1,5 Gramm pulverisierte Sauerampferwurzel in eine dunkle Flasche und gießen Sie sie mit 100 Millilitern Rotwein auf. Lassen Sie das Ganze acht Tage ziehen und nehmen Sie bei Bedarf zweimal täglich ein Schnapsglas davon vor den Mahlzeiten zu sich.

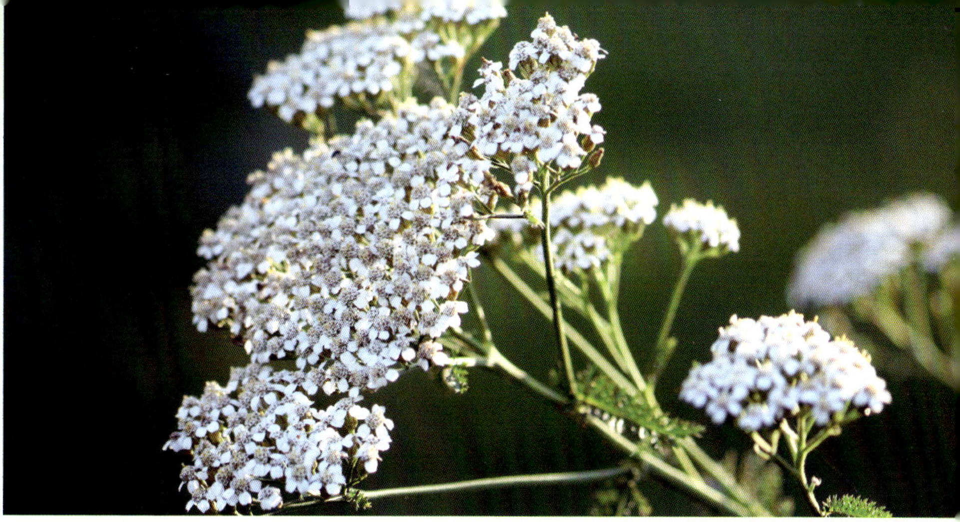

Schafgarbe

Verwendete Teile: alle Pflanzenteile, besonders Blüten
Ernte: Juli, August
Wirkung: krampflösend, entzündungs- und keimhemmend, blutstillend
Hauptanwendungen: krampfartige Verdauungsbeschwerden, Appetitlosigkeit, entzündliche Haut- und Schleimhauterkrankungen, entzündliche Magen-Darm-Erkrankungen, Menstruationsstörungen

Bitte beachten: Nicht anwenden bei Überempfindlichkeit auf Korbblütler, in der Schwangerschaft und Stillzeit nur nach ärztlicher Rücksprache. Nicht überdosieren!

Schafgarbentee bei Blasenentzündung, Gicht und Magenschleimhautentzündung

Übergießen Sie einen Esslöffel Schafgarbenkraut und -blüten mit einer Tasse kochendem Wasser. Zugedeckt etwa zehn Minuten ziehen lassen und abseihen. Trinken Sie ungesüßt und schluckweise täglich drei bis vier Tassen, bei akuten Magenschleimhautentzündungen jede halbe oder volle Stunde.

Schwarzer Holunder

Verwendete Teile: Blüten, Beeren
Ernte: Blüten: Juni, Juli; Beeren: September, Oktober
Wirkung: schleimlösend, schweiß- und harntreibend, immunstärkend, entzündungshemmend, anregend, schmerzstillend, leicht abführend
Hauptanwendungen: Erkältungskrankheiten, Abwehrschwäche, Rheuma, Gicht, Hauterkrankungen, Nervenschmerzen, Verstopfung

Bitte beachten: Nicht überdosieren (vor allem bei Kindern und Tieren)!

Holunderblütensalbe bei Sonnenbrand und Zerrungen

Geben Sie zwei Esslöffel Holunderblüten (ohne Mittelstiele) in einen Topf mit 200 Millilitern kalt gepresstem Pflanzenöl. Beginnt es zu kochen, von der Platte nehmen, abkühlen lassen und in ein fest verschließbares Glas füllen. Drei Wochen warm stehen lassen und abseihen. Nochmals erwärmen, 30 bis 40 Gramm Bienenwachs hinzugeben und unter Rühren schmelzen lassen. Vor dem Erkalten einen halben Teelöffel Propolistinktur einrühren und in Tiegel abfüllen. Bei Bedarf auf die betroffene Stelle auftragen.

Holunderblütentee bei Erkältungen, Fieber, Husten und Bronchitis

Bereiten Sie einen Aufguss aus zwei Teelöffeln getrockneten Holunderblüten und einer Tasse siedendem Wasser. Nach fünf Minuten Ziehzeit abseihen. Trinken Sie über den Tag verteilt schluckweise zwei bis drei Tassen möglichst heiß.

Holunderbeersaft bei Schüttelfrost und Abwehrschwäche

Erhitzen Sie 100 Milliliter Holunderbeersaft mit 200 Millilitern Wasser und einem Teelöffel Honig. Trinken Sie die Mischung dreimal täglich möglichst

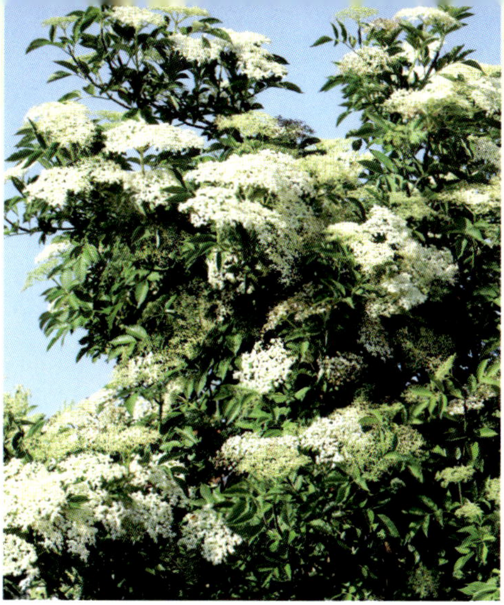

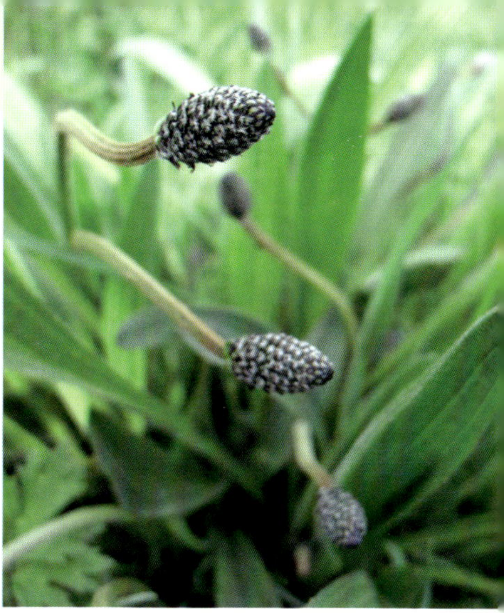

warm. Bei Abwehrschwäche und Infektanfälligkeit können Sie den Saft auch kurmäßig zu sich nehmen.

Spitzwegerich

Verwendete Teile: Blätter, Wurzeln, Samen
Ernte: April bis Juni, September, Oktober
Wirkung: antibakteriell, zusammenziehend, reizlindernd, desinfizierend, blutstillend
Hauptanwendungen: Atemwegskatarrhe, Hautentzündungen, Furunkel, Hämorrhoiden, Durchfall, Hautverletzungen, Insektenstiche

Spitzwegerichsalbe bei Wunden und Insektenstichen

Erwärmen Sie zwei Handvoll junger, frischer, zerkleinerter Spitzwegerichblätter mit 250 Milliliter Olivenöl in einem Topf auf kleiner Flamme. Über Nacht kalt ziehen lassen und am nächsten Tag abseihen. Zusammen mit 15 Tropfen Teebaumöl in einem Wasserbad erhitzen, 20 Gramm Bienenwachs unterrühren, in Tiegel umfüllen und abkühlen lassen. Bei Bedarf auf der betroffenen Stelle einmassieren.

Spitzwegerichtee bei Mund- und Rachentzündung, Husten und Atemwegsinfekten

Überbrühen Sie zwei Teelöffel getrockneten Spitzwegerich mit einem Viertelliter kochendem Wasser. Nach 10 bis 15 Minuten abseihen und über den Tag verteilt mit Honig gesüßt trinken. Bei Mandelentzündung können Sie mit dem noch warmen Tee mehrmals täglich gurgeln.

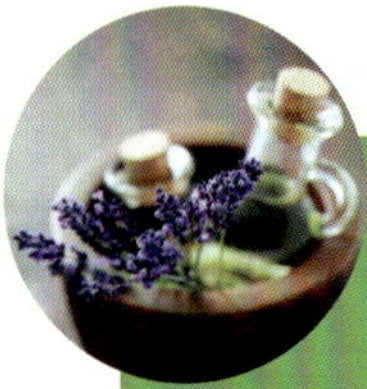

Frische Spitzwegerichblätter

Bei frischen Wunden oder Insektenstichen können Sie ein Blatt zwischen den Händen rollen, sodass der Saft austritt, und diesen auf die Wunde geben. Ein gerolltes, leicht zerquetschtes Spitzwegerichblatt kann bei Ohrenschmerzen vorsichtig ins Ohr oder bei Schnupfen ins Nasenloch gesteckt werden.

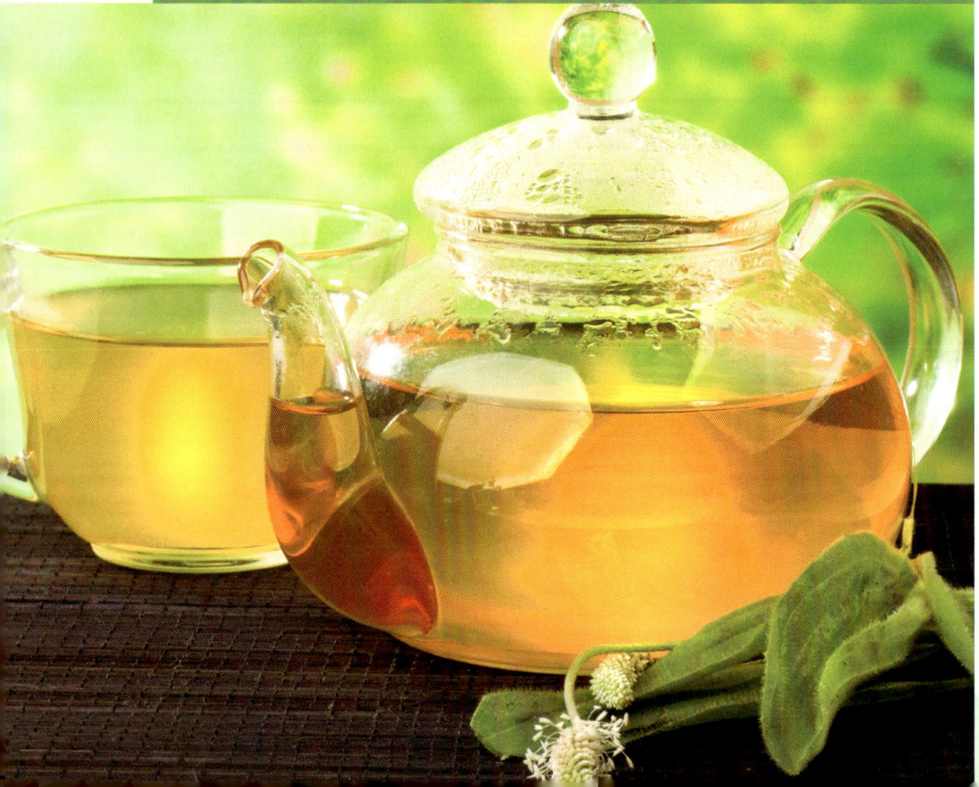

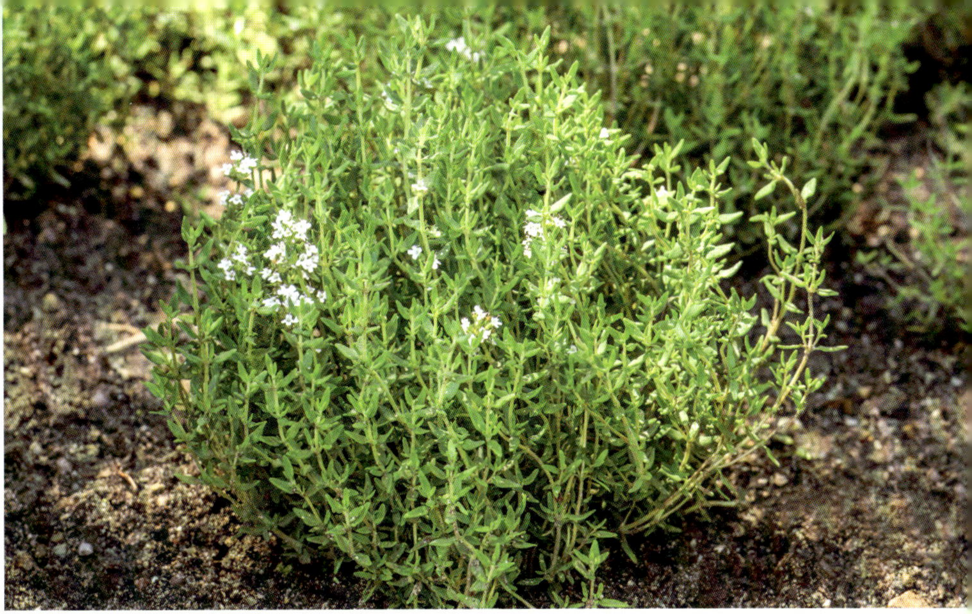

Thymian

Verwendete Teile: Blätter, Blütenstände

Ernte: April bis Oktober

Wirkung: schleim- und krampflösend, entzündungs- und keimhemmend, durchblutungsfördernd, schmerz- und blutstillend

Hauptanwendungen: Atemwegserkrankungen, rheumatische Beschwerden, Abwehrschwäche, Magenbeschwerden, Menstruationskrämpfe

Bitte beachten: Nicht anwenden in der Schwangerschaft und bei Erkältungen von Säuglingen. Nicht über längere Zeit oder in großen Mengen verwenden. Bei Herzschwäche und größeren Hautverletzungen nur nach ärztlicher Rücksprache.

Thymianbalsam bei Bronchitis, Erkältung und akutem Asthma

Bringen Sie 200 Gramm Vaseline oder Melkfett auf kleiner Flamme zum Schmelzen und rühren Sie zwei zerkleinerte Sträuße Thymiankraut ein. Danach erkalten lassen. Sieben Tage lang täglich neu erwärmen und abkühlen lassen. Am siebten Tag Pflanzenteile abfiltern, einen frischen Strauß hineingeben und die Prozedur sieben Tage lang wiederholen. Am letzten Tag nochmals abfiltern und abfüllen. Bei Bedarf Brust damit einreiben und warmhalten.

Thymiantee bei Erkältung, Bronchitis, Nasennebenhöhlenentzündung, Schnupfen und Husten

Bereiten Sie einen Aufguss aus zwei Teelöffeln klein geschnittenem Thymiankraut und einer Tasse kochendem Wasser zu. Nach fünf bis zehn Minuten Ziehzeit abseihen. Mehrmals tägliche eine Tasse trinken. Bei Mund- und Rachenentzündung mehrmals täglich mit dem Tee gurgeln.

Wacholder

Verwendete Teile: Beeren, Nadeln, Triebspitzen, Wurzeln, Holz
Ernte: April bis Juli
Wirkung: krampflösend, durchblutungs- und verdauungsfördernd, antibakteriell, harntreibend
Hauptanwendungen: krampfartige Verdauungsbeschwerden, Blähungen, Harnwegsentzündung, Harngrieß, Rheuma, Gicht

Bitte beachten: Nicht anwenden in der in der Schwangerschaft und bei Nierenerkrankungen. Nicht in hohen Dosen über einen längeren Zeitraum verwenden.

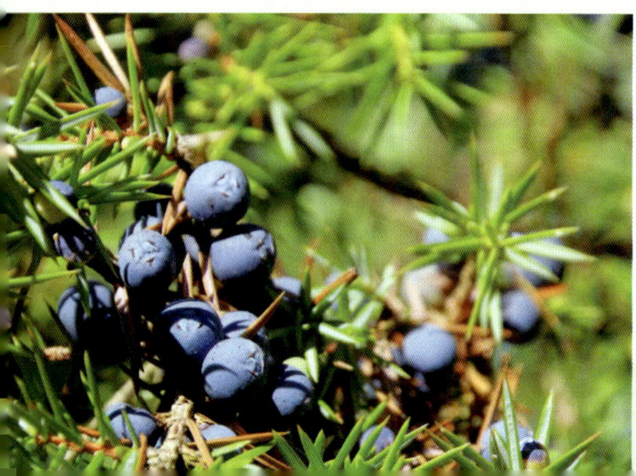

Wacholderbeerenkur bei Gicht

Kauen Sie am ersten Tag der Kur vier Wacholderbeeren und nehmen Sie jeden Tag eine Beere mehr, bis Sie bei 15 Beeren angelangt sind. Dann wie-

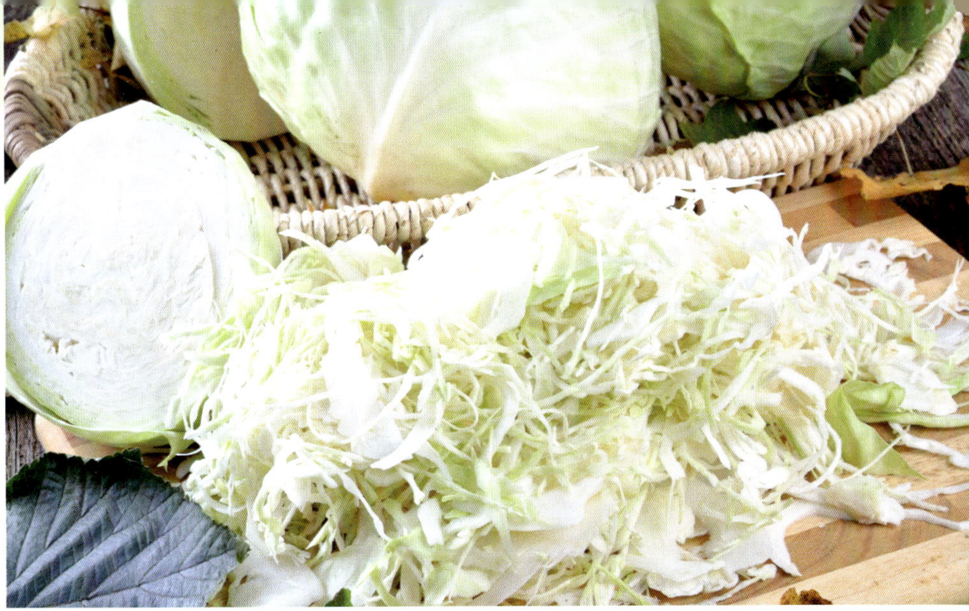

der jeden Tag eine Beere weniger, bis Sie wieder eine Menge von vier Beeren erreicht haben.

Wacholdertee bei Sodbrennen

Überbrühen Sie einen Teelöffel zerdrückte Wacholderbeeren mit einem Viertelliter kochendem Wasser. Nach einer Ziehzeit von zehn Minuten abseihen und warm trinken.

Weißkohl

Verwendete Teile: Blätter
Ernte: Herbst
Wirkung: entzündungshemmend, schmerzlindernd, antibakteriell, blutreinigend
Hauptanwendungen: Zwölffingerdarmgeschwür, Magenleiden, Schleimhaut- und Hautentzündungen, schlecht heilende Wunden

Bitte beachten: Bei innerlicher Anwendung kann es zu Blähungen kommen.

Weißkohlwickel bei Gelenkschmerzen, Gürtelrose, geschwollenen Gelenken und schlecht heilenden Wunden

Nehmen Sie große Kohlblätter, entfernen Sie die harten Blattteile und walzen Sie die Blätter so lange aus, bis der Saft austritt. Legen Sie sie nun um die betroffene Stelle und fixieren Sie sie mit einer Mullbinde. Wickel zweimal täglich wechseln (kann auch über Nacht einwirken). Diese Anwendung eignet sich auch bei Rheuma oder Gicht.

Weißkohlsaftkur bei Magenschleimhautentzündung, Zwölffingerdarmgeschwüren und Sodbrennen

Verarbeiten Sie frische Kohlblätter im Entsafter zu einem Saft. Trinken Sie pro Tag einen halben bis einen Liter frisch gepressten Saft in kleinen Schlucken – kurmäßig vier Wochen lang.

Zitrone

Verwendete Teile: Frucht, Schale
Ernte: Frühjahr
Wirkung: zusammenziehend, entzündungshemmend, belebend, antibakteriell, schleimlösend
Hauptanwendungen: Abwehrschwäche, Vitamin-C-Mangel, Völlegefühl, Husten, Appetitmangel, Müdigkeit

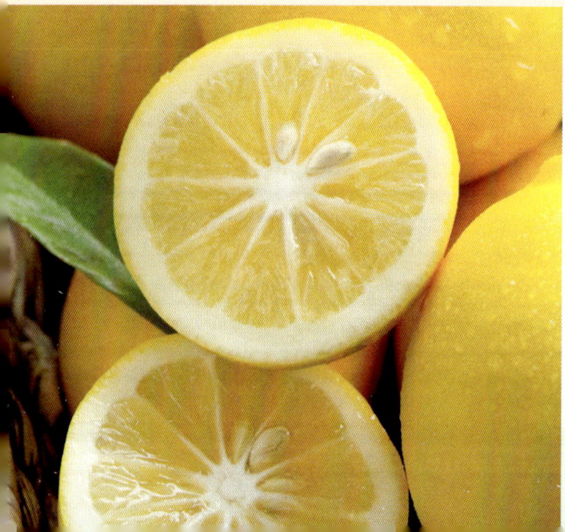

Bitte beachten: Die Säure kann den Zahnschmelz angreifen. Zitronenöl kann (vor allem in Verbindung mit Sonneneinstrahlung) Hautrötungen oder Ödeme auslösen. Schale nur bei Kennzeichnung „unbehandelt“ innerlich verwenden.

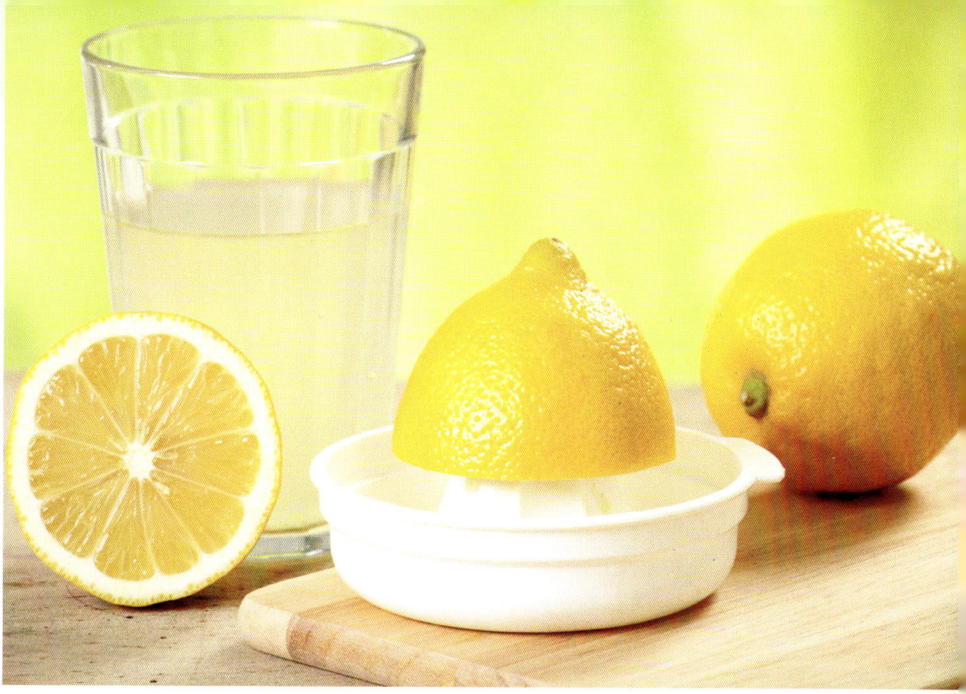

Apfelessig-Zitronensaft-Haarwasser bei Schuppen

Mischen Sie einen Teil Apfelessig, einen Teil Zitronensaft und drei Teile Wasser und massieren Sie die Mischung in die Kopfhaut ein. Danach kurz einwirken lassen und gut ausspülen.

Zitronensaft bei Hühneraugen

Fixieren Sie eine Zitronenscheibe mit einer Mullbinde über Nacht auf der betroffenen Stelle. Mehrere Nächte hintereinander anwenden.

Zitronenhals- oder -brustwickel bei Bronchitis, Husten, Halsschmerzen, Rachenentzündung und Mandelentzündung

Mischen Sie einen Esslöffel Zitronensaft mit einem Viertelliter Wasser. Damit ein Tuch tränken, etwas ausdrücken, Brust oder Hals damit umwickeln und ein Frottierhandtuch darüberlegen. 15 Minuten bis eine Stunde einwirken lassen und anschließend warmhalten. Vorsicht: Bei Hautreizung mit Juckreiz Wickel sofort abnehmen.

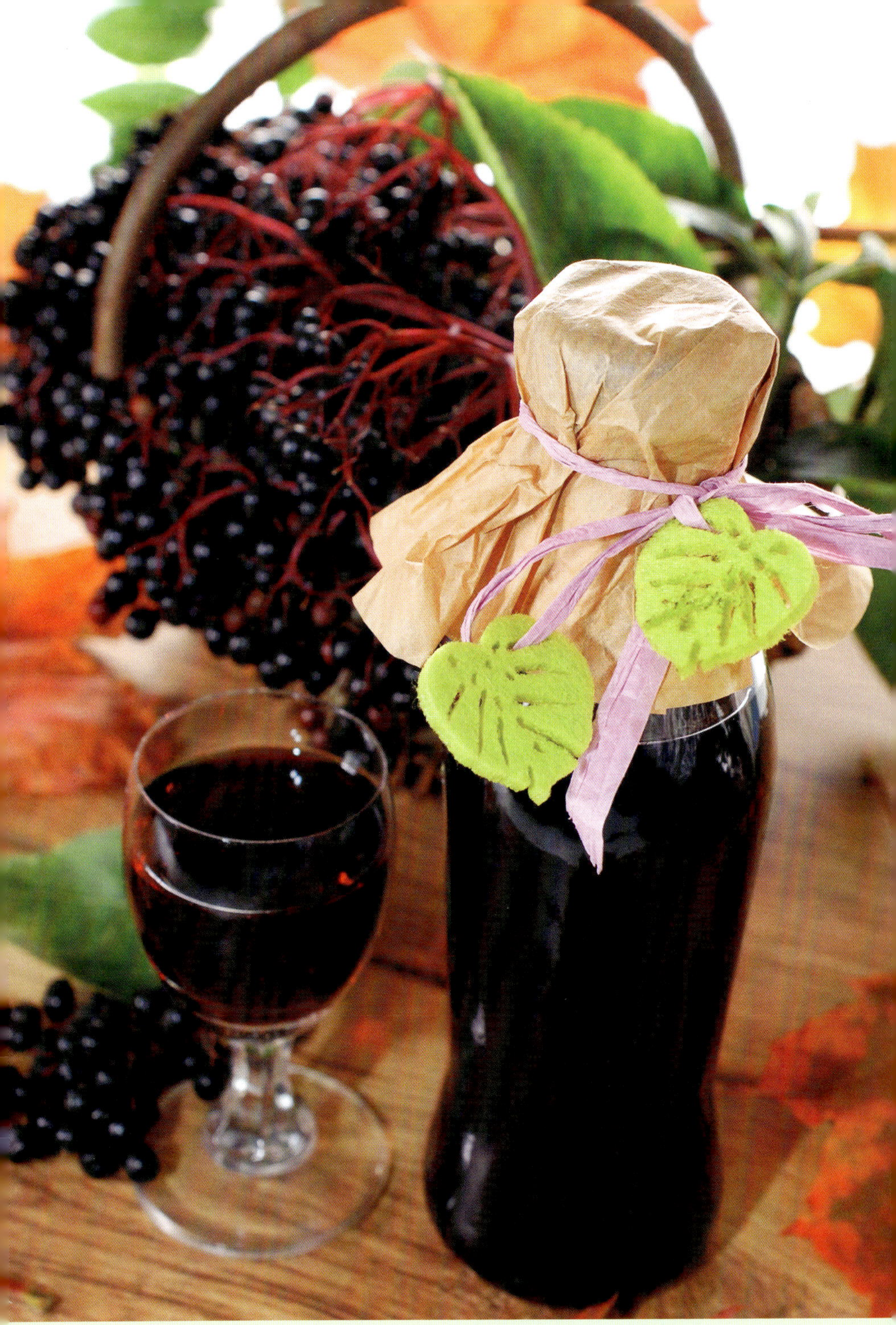

Beschwerden

Bei leichteren Beschwerden und Krankheitssymptomen haben sich Hausmittel bewährt. Sie bieten im Akutfall eine gute Erste Hilfe. Länger anhaltende, starke und unklare Beschwerden, eventuell noch in Verbindung mit weiteren Begleiterscheinungen und/oder mit einer starken Beeinträchtigung des Befindens, sollten jedoch immer ärztlich abgeklärt werden. Welche Hausmittel sich für die Behandlung anbieten, erfahren Sie hier.

Atemwege, Brust & Immunsystem

Das Immunsystem des Menschen ist zuständig für die Abwehr von Fremdstoffen wie Viren, Bakterien und Parasiten. Ist die Immunabwehr geschwächt, ist der Körper anfälliger für Infektionskrankheiten wie Erkältungen, Bronchitis, Mandel- oder Mittelohrentzündungen oder Influenza. Diese heilen zudem oft nicht richtig aus und kehren immer wieder.

Abwehrschwäche und Infektanfälligkeit

Ausgelöst werden kann die Abwehrschwäche durch eine unausgewogene Ernährung und Lebensweise, seelische Belastungen sowie immunologische Erkrankungen. Erhöht gefährdet sind auch ältere Menschen und Kleinkinder, deren Immunsystem weniger gut funktioniert.

Hilfreiche Hausmittel:

⇨ Brennnesselteekur (s. S. 59); ⇨ Löwenzahnteekur (s. S. 104) ⇨ Holunderbeersaftkur (auch bei Kindern ab sechs Monaten) (s. S. 118) ⇨ Kneippanwendungen wie Wechselduschen oder Wassertreten (s. S. 47 f.)

Erkältung

Erkältungen sind Infektionen der Hals-, Nasen- und Bronchialschleimhäute, die durch Tröpfcheninfektion übertragen werden. Sie werden durch Viren ausgelöst und durch eine eingeschränkte Durchblutung im Hals-Nasen-Rachenbereich, etwa durch kaltes Wetter, und damit eine verschlechterte Immunabwehr begünstigt. Erkältungen (auch Katarrh oder grippaler Infekt genannt) beginnen meist mit Halsschmerzen oder einer triefenden Nase. Sie können auch mit Halsentzündungen und Kopf- und Gliederschmerzen sowie Heiserkeit einhergehen. Nach wenigen Krankheitstagen kann bei einer intensiven Virenvermehrung auch Fieber hinzukommen.

Hilfreiche Hausmittel:

⇨ Pfefferminzölinhalation im Anfangsstadium ⇨ Pfefferminztee (s. S. 110) ⇨ Inhalationen mit Schafgarbe, Salbei und Thymian bei Schnupfen ⇨ Anisinhalation (s. S. 38) ⇨ Kamillentee (s. S. 94) bei Heiserkeit ⇨ Kamillenbad (s. S. 25) bei Schnupfen und Erkältung (auch bei Kindern) ⇨ Gurgeln mit Salbeitee (s. S. 115 f.) bei Heiserkeit ⇨ Lindenblütentee (s. S. 103) für die Abwehrkräfte und bei fiebriger Erkältung ⇨ Holunderblütentee (s. S. 118) bei festsitzendem Schleim und bei fiebrigen Erkältungen ⇨ Thymianbalsam (s. S. 121 f.) und -tee (s. S. 122) ⇨ Rote-Bete-Saft (s. S. 114) ⇨ Spitzwegerich- oder Salbeiblätter, die bei Schnupfen leicht angedrückt ins Nasenloch eingeführt werden

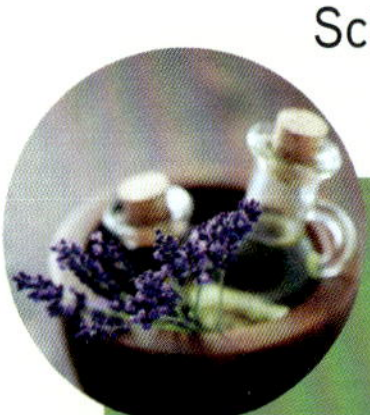

Meersalz- oder Kochsalz-Nasenspülung

Lösen Sie bei Erkältungen 9 Gramm Meer- oder Kochsalz in einem Liter Wasser auf. Füllen Sie die Lösung in eine Nasendusche (Apotheke), halten Sie je ein Nasenloch zu und schnupfen Sie die Lösung durch das andere Nasenloch kräftig ein. Wiederholen Sie die Anwendung alle ein bis zwei Stunden.

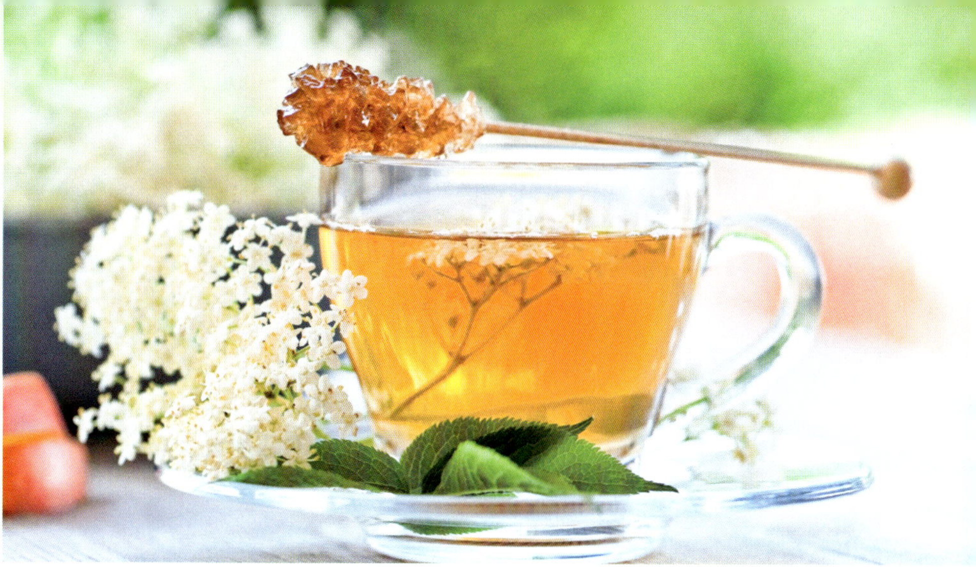

Fieber

Fieber ist durch eine heiße Stirn, eine Körpertemperatur von über 38 °C, Frösteln und einen erhöhten Puls gekennzeichnet. Es unterstützt das Immunsystem, indem es die Vermehrung von Viren und teils auch Bakterien hemmt. Da Fieber jedoch auch den Kreislauf stark belastet, sollte es, z. B. durch Heilpflanzen, unterdrückt werden, wenn es 38,5 °C übersteigt.

Hilfreiche Hausmittel:

⇨ Kalte Wadenwickel (s. S. 23 f.) ⇨ Lindenblütentee (s. S. 103) ⇨ Holunderblütentee (s. S. 118)

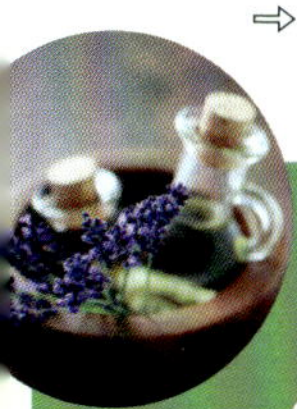

Essigsocken bei fiebrigen Kindern

Bei Kindern werden gerne sogenannte Essigsocken angewendet. Geben Sie hierzu zwei Esslöffel Essig in eine Schüssel mit ca. 36 °C warmem Wasser. Tauchen Sie ein Paar Wollsocken hinein, wringen Sie sie aus und ziehen Sie sie Ihrem Kind an. Darüber ziehen Sie ein Paar trockene Wollsocken. 10 bis 15 Minuten einwirken lassen. Fieber messen und bei Bedarf nochmals wiederholen (nur wenn Füße und Beine warm sind und nur eine Wiederholung).

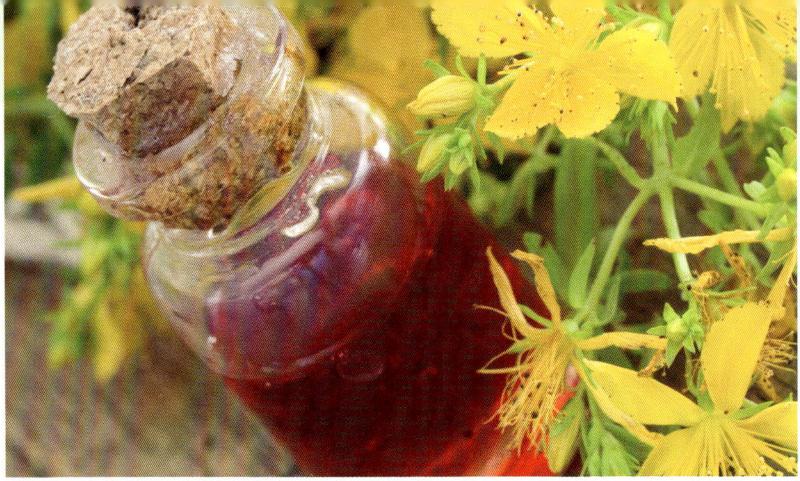

Rachenentzündung

Im Anfangsstadium einer Erkältung ist oft der Hals- und Rachenraum mitbetroffen. Eine Rachenschleimhautentzündung kann aber auch durch Rauchen oder langen Aufenthalt in kalten oder heißen, trockenen Räumen bedingt sein. Es kommt zu einer Entzündung mit geröteter Mund- und Rachenschleimhaut, die sich mit Halsschmerzen, Heiserkeit, Kratzen und Brennen in Hals und Rachen sowie Schluckbeschwerden bemerkbar macht. Halsentzündungen können auch durch Mandelentzündungen bedingt sein.

Hilfreiche Hausmittel:

⇨ Gurgellösungen mit Salbeitee (s. S. 115 f.) ⇨ Eibischtee (s. S. 82); ⇨ Basilikumtee (s. S. 73) ⇨ Johanniskrautöl (s. S. 50) ⇨ Frauenmanteltee (s. S. 85) ⇨ Thymiantee (s. S. 122) oder Apfelessigwasser (s. S. 69) ⇨ Tees, Tinkturen und Auszüge aus Salbeiblättern (s. S. 115 f.) ⇨ Kamillen- und Ringelblumenblüten (s. S. 94, 111) ⇨ Spitzwegerichtee (s. S. 120) ⇨ Zitronenhalswickel (s. S. 125)

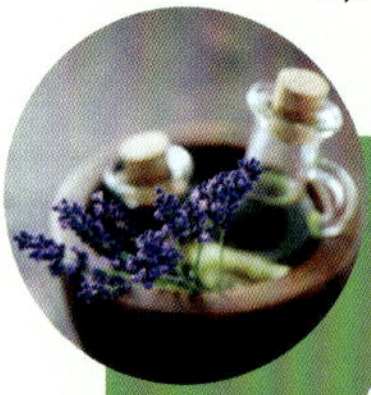

Eiswürfel bei Halsschmerzen

Bei Halsschmerzen ein Erste-Hilfe-Mittel: Lutschen Sie einfach einen Eiswürfel. Das kühlt den gereizten Rachen und betäubt den Schmerz.

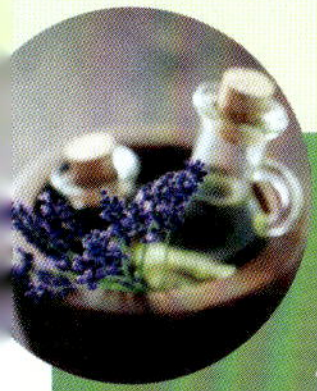

Kalter Quarkwickel

Vermengen Sie 200 Gramm gekühlten Speisequark mit einem Teelöffel Essig. Tragen Sie die Mischung etwa zwei Zentimeter dick auf ein feuchtes Leinentuch auf, wickeln Sie es mit der Quarkseite um den Hals und fixieren Sie es mithilfe eines Schals. Der Wickel bleibt etwa eine Stunde lang auf dem Hals, bis er sich auf Körpertemperatur erwärmt hat. Bei Bedarf nach einiger Zeit erneuern.

Mandelentzündung

Kontakt mit Viren und Bakterien im Mundraum kann zu einer Mandelentzündung führen, die sich durch mitunter ausstrahlende, starke Halsschmerzen, Schluck- und Atembeschwerden, Kopfschmerzen und hohes Fieber bemerkbar macht. Die Mandeln sind dabei schmerzhaft vergrößert und oft auch vereitert. Häufig treten Mandelentzündungen im Kindesalter auf.

Hilfreiche Hausmittel:

⇨ Gurgellösung mit Spitzwegerichblättern (s. S. 120) ⇨ Salbeitee (s. S. 115 f.) ⇨ Blutwurztee (s. S. 77) ⇨ Kamillleninhalation (s. S. 38) ⇨ Wickel mit Zwiebeln und Zitrone (s. S. 125) ⇨ Kartoffelsäckchen (s. S. 95) ⇨ kalte Quarkwickel (s. Kasten oben)

Mittelohrentzündung

Mittelohrentzündungen sind Schleimhautentzündungen des Mittelohrs, die durch Viren oder Bakterien verursacht werden. Besonders oft tritt die schmerzhafte Entzündung im frühen Kindesalter auf. Neben Ohrenschmerzen können Gefühle einer Ohrenverstopfung, Ohrgeräusche und Sekretabsonderungen vorkommen, die Erkrankung kann von Fieber begleitet sein.

Hilfreiches Hausmittel:

⇨ Zwiebelsäckchen (s. S. 54)

Husten

Husten kann durch entzündliche Vorgänge in Luftröhre und Bronchialverzweigungen entstehen, in Verbindung mit Erkältungskrankheiten, Allergien, Asthma und Bronchitis und seltener auch Lungenentzündung vorkommen, aber auch als gesonderte Beschwerde etwa durch Trockenheit, Feuchtigkeit oder Kälte oder als eine Reaktion auf Fremdstoffe in den Atemwegen (z. B. Zigarettenrauch) ausgelöst werden. Kommt es dabei zu Schleimabsonderungen, sollte der Husten nicht eingedämmt werden.

Hilfreiche Hausmittel:

⇨ Spitzwegerichtee (s. S. 120) ⇨ Spitzwegerichsaft (s. S. 55) ⇨ Anistee (s. S. 68) ⇨ Thymiantee (s. S. 122) bei (krampfartigem) Husten, Keuchhusten und Bronchitis ⇨ Zitronenbrustwickel (s. S. 125) ⇨ Pfefferminzölinhalation ⇨ Eibischtee (s. S. 82) ⇨ Fenchelfrüchtetee (s. S. 84) ⇨ Knoblauchmilch (s. S. 96) bei trockenem Husten ⇨ Zwiebelhonig (s. S. 98) ⇨ Meerrettichbreiumschlag (s. S. 106) ⇨ Holunderblütentee (s. S. 118)

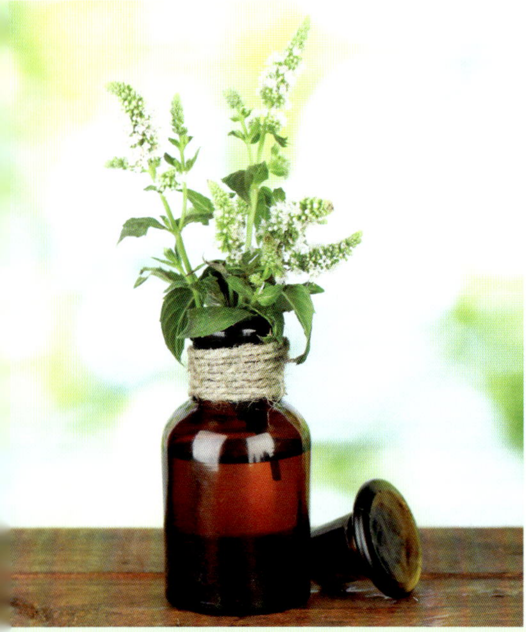

Akute Bronchitis

Bronchitis ist eine Entzündung der unteren Luftwege, die meist durch Viren verursacht wird. Zusätzlich kann eine bakterielle Entzündung hinzukommen. Symptome sind Schnupfen, Schluckbeschwerden, Heiserkeit, Halsschmerzen und ein trockener Reizhusten, der oft von Schmerzen hinter dem Brustbein begleitet ist und in der Folgezeit in einen Schleimhusten (produktiver Husten) übergeht. Auch Fieber und Kopfschmerzen können auftreten.

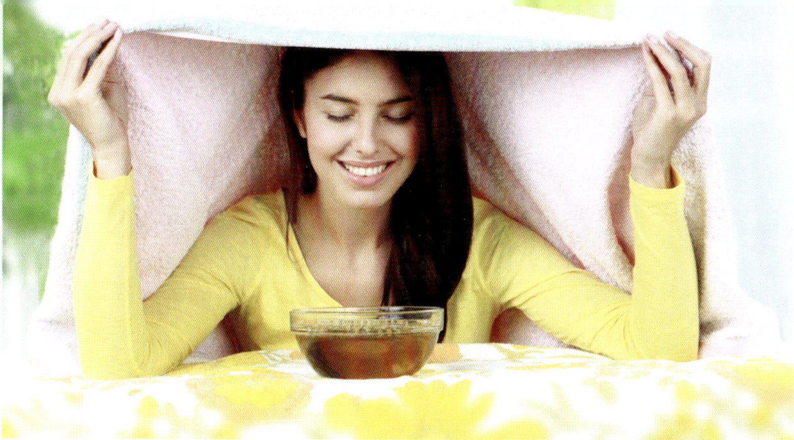

Hilfreiche Hausmittel:

⇨ Spitzwegerich-Hustenbonbons (s. S. 27) ⇨ Tees aus Spitzwegerichblättern (s. S. 120), Eibischwurzeln und -blättern (s. S. 82), Kamillenblüten (s. S. 94), Thymiankraut (s. S. 122), Salbeiblättern (s. S. 115 f.), Holunderblüten (s. S. 118) und Fenchelfrüchten (s. S. 84) ⇨ Inhalationen mit Thymian, Schafgarbe und Salbei (s. S. 37 f.) ⇨ Kartoffelsäckchen (s. S. 95) ⇨ Zwiebelhonig (s. S. 98)

Chronische Bronchitis

Durch häufige Atemwegsinfekte, feuchtes Klima, eine hohe Luftverschmutzung am Arbeitsplatz, vor allem aber durch Rauchen kann sich eine chronische Bronchitis entwickeln. Hierbei kommt es zu einer Lähmung und schließlich zu einer Zerstörung der Flimmerhärchen in den Atemwegen. Winzige Partikel wie Pollen oder Staub gelangen mit der Atemluft in die Atemwege und werden nicht mehr richtig abtransportiert. Die Schleimproduktion nimmt überhand und die Schleimhaut der Lungenbläschen wird abgebaut. Folgen sind Atemnot und verminderte Leistungsfähigkeit.

Hilfreiche Hausmittel:

⇨ Kamilleninhalation (s. S. 38) ⇨ Thymianinhalationen (s. S. 38) ⇨ Tees aus Ingwer (s. S. 92), Fenchelfrüchten (s. S. 84), Thymian (s. S. 122), Anis (s. S. 68), Huflattich (s. S. 90) und Spitzwegerichkraut ⇨ Zitronenwickel (s. S. 125)

Asthma

Asthma wird meist durch eine allergische oder chronisch entzündliche Reaktion auf Viren hervorgerufen. Begünstigt werden kann Asthma auch durch Schadstoffe in der Luft, kalte Luft oder Nebel. Zudem können bestimmte Medikamente Asthma hervorrufen. Hierbei entsteht eine Reizung der Atemwege und Verschleimung der Bronchien; die Atmung ist eingeschränkt, es ist ein pfeifendes Geräusch beim Ausatmen zu hören und es kommt zu Reizhustenanfällen mit krampfartigen Verengungen im Bereich der Bronchien. Hausmittel können gut zur Linderung der Beschwerden eingesetzt werden. Dies sollten Sie aber unbedingt mit Ihrem behandelnden Arzt abstimmen.

Hilfreiche Hausmittel:

⇨ Thymiantee (s. S. 122) und -balsam (s. S. 121) ⇨ Huflattichtee (s. S. 90)

Nasennebenhöhlenentzündung

Eine chronische Nasennebenhöhlenentzündung (Sinusitis) kann durch Erkältungen ausgelöst werden, aber auch durch Immunschwäche und Allergien. Durch Schleimhautreizung und -entzündung wird vermehrt zähflüssiger Schleim produziert, der die Nasennebenhöhlenöffnungen verstopft. Die Beschwerden äußern sich durch ein Anschwellen der Nasenschleimhaut und einen Sekretstau in den Nasennebenhöhlen mit behinderter Nasenatmung. Begleitet wird dies von einem Druckgefühl im Kopfbereich und Kopfschmerzen, teilweise auch von Zahnschmerzen und Fieber.

Hilfreiche Hausmittel:

⇨ Tees aus Kamillenblüten (s. S. 94), Thymiankraut (s. S. 122), Melisse (s. S. 106) und Lindenblüten (s. S. 103) ⇨ Inhalationen mit Kamillenblüten, Minzöl oder Thymian (s. S. 37 f.) ⇨ Leinsamensäckchen (s. S. 101) ⇨ Engelwurzsalbe (s. S. 67)

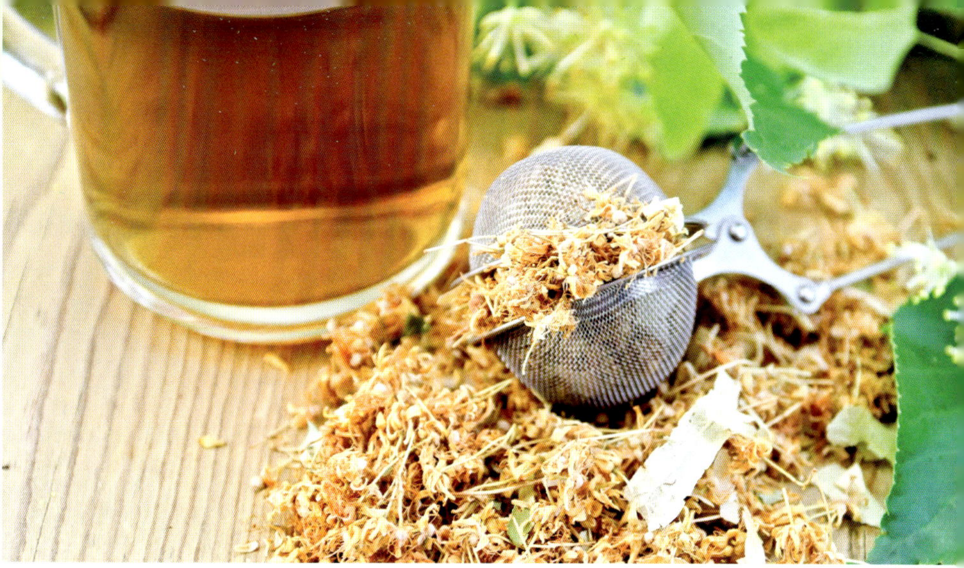

Bewegungsapparat

Der menschliche Bewegungsapparat ist ein komplexes System von Knochen, Gelenken, Muskeln, Sehnen und Bändern. Durch Verschleiß, Mangelernährung, mechanische Einwirkung, Krankheiten und Fehlhaltungen kann es hier zu verschiedenen Beschwerden kommen.

Arthrose

Die auch als Gelenkverschleiß bezeichnete Arthrose ist eine Erkrankung, die mit dem Alter fortschreitet. Am häufigsten ist das Kniegelenk betroffen, aber auch an Hüften, Schultern und Fingergelenken kann sich Arthrose zeigen. Sie nimmt mit einer Knorpelverletzung ihren Anfang und kann durch angeborene Fehlstellungen wie X- oder O-Beine und Gelenkfehlstellungen infolge von Unfällen sowie wiederkehrende, einseitige mechanische Überlastungen begünstigt werden. Die Knorpelverletzung führt zu gesteigerten Abriebserscheinungen mit Aufrauung an den Gelenkoberflächen. Durch die so entstandene Gelenkreibung kann es zu einer Gelenkschleimhautreizung und einer schweren Entzündung kommen. Dies äußert sich durch Rötung, Schwellung und Schmerz der Gelenkregion bis zur Bewegungseinschränkung.

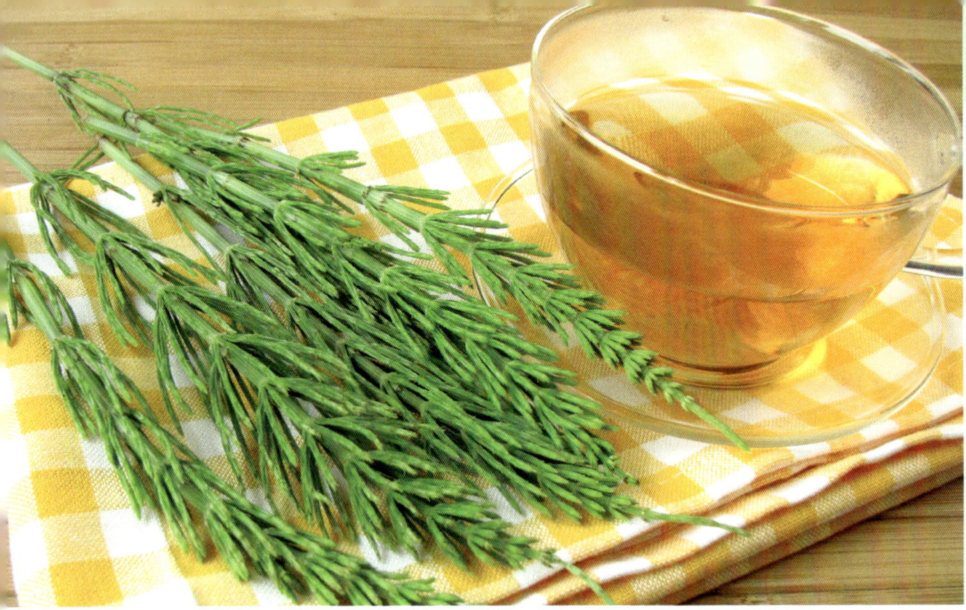

Hilfreiche Hausmittel:

⇨ kalter Schenkelguss (s. S. 45) ⇨ Brennnesselsaftkur (s. S. 79) ⇨ Teemischungen mit Ackerschachtelhalm (s. S. 65 f.), Löwenzahnwurzeln und -kraut (s. S. 104) oder Brennnesseln (s. S. 59) ⇨ Rosmarinbad (s. S. 112) ⇨ Badezusätze aus Ackerschachtelhalmkraut (s. S. 66) ⇨ Arnikatinkturumschlag (s. S. 70) ⇨ kalter Quarkwickel (s. S. 131) ⇨ Anti-Arthrose-Massage (s. S. 35)

Entzündliche rheumatische Erkrankungen

Entzündliche rheumatische Erkrankungen sind Fehlfunktionen, bei denen sich das Immunsystem gegen das körpereigene Knorpelgewebe richtet, wobei die Gelenke schwer geschädigt werden. Die Erkrankung verläuft schubweise, wobei sich Phasen geringer Beschwerdeintensität mit solchen schwerer Entzündungsreaktionen im Gelenksbereich abwechseln. Neben Schmerzen der betroffenen Bereiche kann es auch zu einem Steifigkeitsgefühl und Rheumaknoten sowie zu Bewegungseinschränkungen kommen.

Hilfreiche Hausmittel:

⇨ Brennnesselblättertee (s. S. 59) ⇨ Birkenblättertee (s. S. 76) ⇨ Brunnenkressebreiumschlag (s. S. 80) ⇨ Johanniskrauttinktur (s. S. 93) ⇨ Kartoffelsäckchen (s. S. 95) ⇨ Meerrettichbreiumschlag (s. S. 106) ⇨ Melissensalbe (s. S. 107) ⇨ Weißkohlwickel (s. S. 124)

Gicht

Gicht ist eine mit einem erhöhten Harnsäurespiegel im Blut zusammenhängende Purin-Stoffwechselerkrankung. Ursache ist meist eine vererbte Nierenfunktionsstörung. Im Verlauf der Krankheit lagern sich Harnsäurekristalle in verschiedenen Gelenken und Geweben ab. Folge sind schmerzhafte Gichtanfälle im Bereich der Gelenke. Dies äußert sich durch Anschwellen und Rötungen der betroffenen Gelenke sowie ein Ansteigen der Körpertemperatur. Nach und nach können kleine Gichtknoten entstehen. Ausgelöst werden Gichtanfälle meist durch zu viel Alkohol, zu reichhaltiges Essen, eine Infektion oder große Anstrengung.

Hilfreiche Hausmittel:

⇨ Wacholderbeerenkur (nicht bei Schwangerschaft und Nierenerkrankungen!) (s. S. 122 f.) ⇨ Teezubereitungen aus Birkenblättern (s. S. 76), Brennnesseln (s. S. 59), Ackerschachtelhalm- (s. S. 65 f.) und Schafgarbenkraut (s. S. 117) sowie Löwenzahnwurzeln und -kraut (s. S. 104) ⇨ Weißkohlwickel (s. S. 124)

Rückenschmerzen

Rückenbeschwerden können sich z. B. in Form eines Bandscheibenvorfalls und Hexenschusses äußern. Durch Bewegungsmangel und einseitige Belastung kommt es zu einem Band-

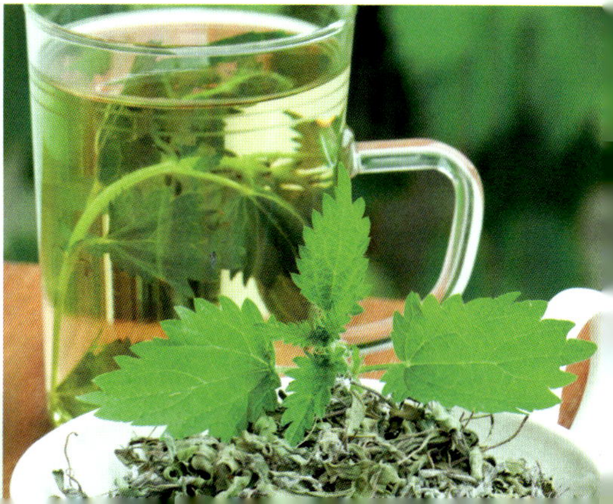

scheibenverschleiß und einer Überlastung der Wirbelsäule. Seelische Belastungen wie Stress können Muskelverspannungen im Rücken auslösen. Rückenschmerzen können von Beschwerden wie Kopfschmerzen, Bewegungseinschränkungen des Kopfes, Schwindel oder Übelkeit begleitet sein.

Hilfreiche Hausmittel:

⇨ Beinwellsalbe (s. S. 75) ⇨ Wärmeanwendungen bei leichten, durch Verspannungen ausgelösten Beschwerden

Geschwollene Füße

Fußschwellungen sind meist durch Venenentzündungen und Wassereinlagerungen (vor allem im Knöchelbereich) infolge einer Bindegewebsschwäche verursacht. Auch bei Schwangerschaften und Herz-Kreislauf-Leiden können Wassereinlagerungen entstehen. Sie können sich nach langem Stehen und Sitzen, durch zu enge Schuhe oder Socken oder bei Hitze entwickeln.

Hilfreiche Hausmittel:

⇨ Rosskastanientinktur (s. S. 113) ⇨ Huflattich-Fußbad (s. S. 91) ⇨ Beifuß-Fußbad (s. S. 75)

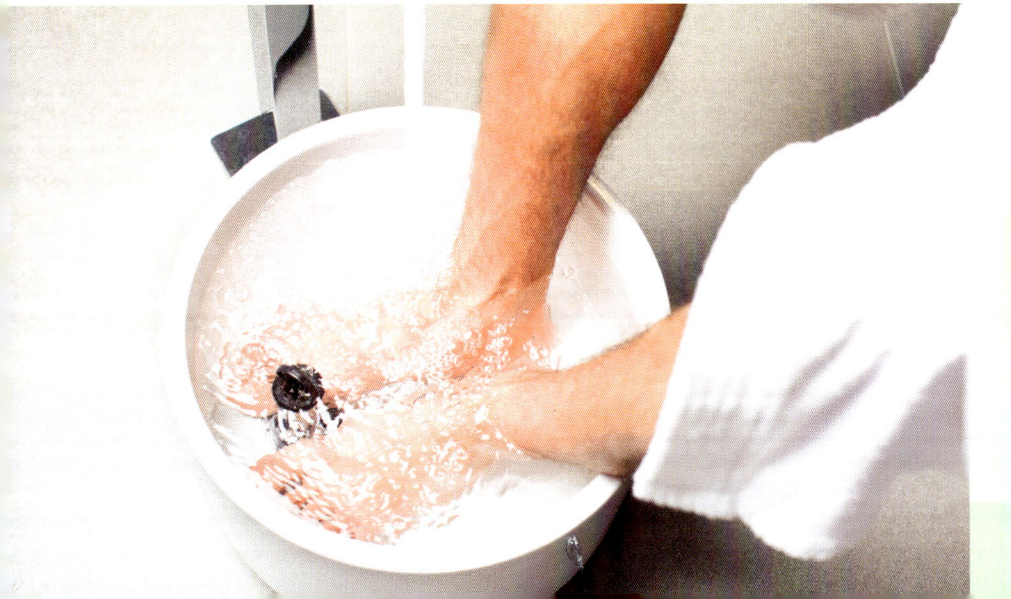

Stumpfe Verletzungen

Stumpfe Verletzungen wie Zerrungen, Verstauchungen, Prellungen und Quetschungen entstehen bei Stürzen, Schlägen und Zusammenstößen, ohne dass eine äußere Blutung auftritt. Zerrungen beruhen auf einer übermäßigen Dehnung des Muskels bei abrupten Bewegungen, Verstauchungen sind Kapsel- und Bänderverletzungen an Gelenken, Prellungen passieren in der Regel, wenn weiche Gewebeteile (z. B. Muskeln) gegen härtere Strukturen (z. B. Gelenkkapseln, Knochen) gedrückt werden, bei einer Quetschung kommt es zum Zusammenpressen von Nervenenden. Stumpfe Verletzungen sind immer mit Schmerzen verbunden. Oft gehen sie mit Blutergüssen und Schwellungen einher.

Hilfreiche Hausmittel

⇨ Arnikatinkturumschläge (s. S. 70 f.) ⇨ Pfefferminzöleinreibung (s. S. 51) ⇨ Beinwellsalbe (s. S. 75) ⇨ Johanniskrautöleinreibung (s. S. 51) ⇨ Gänseblümchentinktureinreibung bei Quetschungen (s. S. 86) ⇨ Kürbiskernbreiumschlag bei Verstauchungen und Prellungen (s. S. 28) ⇨ Ringelblumentinktur bei Quetschungen (s. S. 111) ⇨ Holunderblütensalbe bei Zerrungen (s. S. 118)

Haut, Haare & Nägel

Die Haut fungiert als natürlich Barriere und ist das größte menschliche Organ. Sie spiegelt zudem den Gesundheitszustand, die Konstitution und das Alter wider, da sie enge Wechselbeziehungen zum ganzen Organismus aufweist. Umso wichtiger ist es, sich um die Gesundheit von Haut, Haaren und Nägeln zu kümmern.

Ekzeme

Ekzeme können verschiedene Ursachen haben. Häufig sind sie allergisch ausgelöst oder entstehen infolge von seelischem Stress. Bei einem Ek-

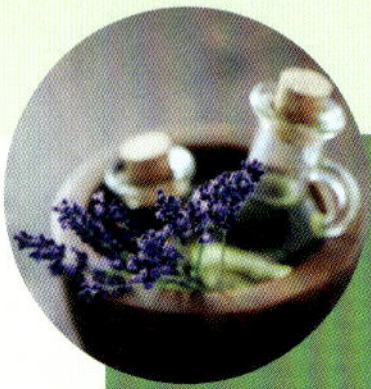

Vorsicht

Bei allergischen Ekzemen ist Vorsicht geboten, da sich bei bestimmten Heilpflanzenzubereitungen das Hautbild verschlechtern kann.

zem ist die Haut entzündlich verändert. Die Entstehung beginnt mit einer Hautrötung, und es tritt ein Juckreiz ein. In späteren Stadien können sich Schuppen oder Bläschen bilden. Teilweise kommt es zu Hautablösung mit nässenden Wunden oder eitriger Schorfbildung.

Hilfreiche Hausmittel:

⇨ Kamillenöl (s. S. 95) ⇨ Kamillenbad (s. S. 25) ⇨ äußerliche Anwendungen mit Ackerschachtelhalm- (s. S. 65 f.) und Ringelblumentee (s. S. 111) ⇨ Beinwellsalbe (s. S. 75) ⇨ Gänseblümchenumschlag (s. S. 86)

Neurodermitis

Bei Neurodermitis handelt es sich um einen entzündlichen Hautausschlag in Verbindung mit allergischen Reaktionen. Durch Kleidungsstücke (z. B. raue Wollbekleidung) oder Lebensmittel kann ein Neurodermitisschub ausgelöst werden. Auch Umweltbelastungen und seelische Gründe tragen zur Verschlimmerung bei. Der Ausschlag geht mit starkem Juckreiz einher. Meist sind die Kniekehlen, das Gesicht, der Hals, die Handgelenke und die Ellbogen betroffen, der Ausschlag kann sich jedoch auch auf dem ganzen Körper ausbreiten. Die Haut zeigt sich gerötet, eher trocken und ist oft schuppig. Durch Kratzen entstehen nässende, blutende Wunden mit Krustenbildung.

Hilfreiche Hausmittel:

⇨ Kamillenbad (s. S. 25) ⇨ Kamillenblütenumschlag (s. S. 23) ⇨ Haferstroh-Vollbad (s. S. 88) ⇨ Ringelblumensalbe (s. S. 30 f.) ⇨ Johanniskrautöl zur Wundpflege (s. S. 51)⇨ Eichenrindenumschlag (s. S. 83) ⇨ Rote-Bete-Saft äußerlich (s. S. 114)

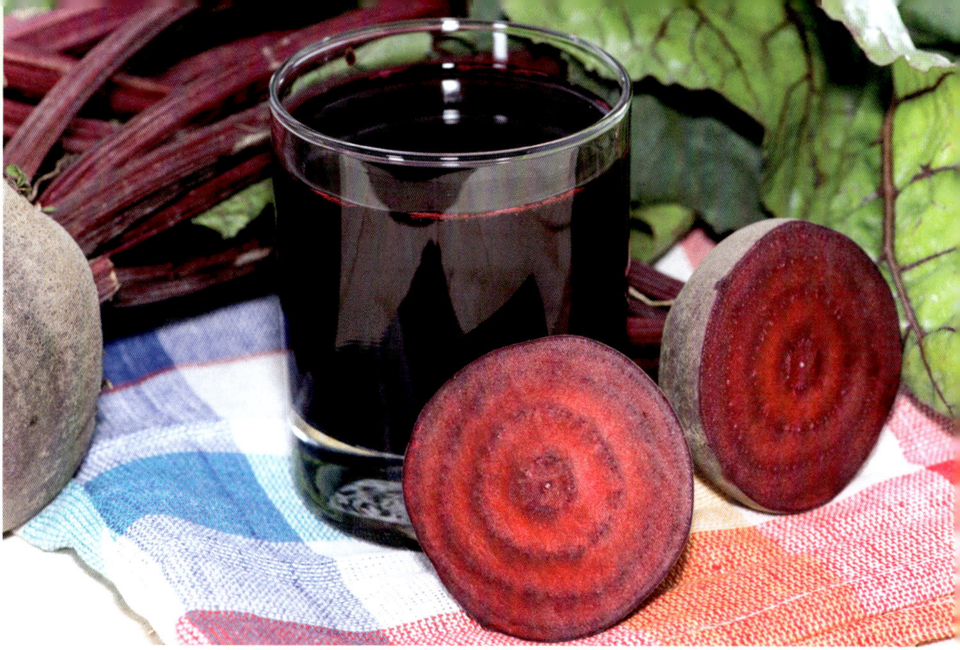

Gürtelrose

Gürtelrose wird vom Varicella-Zoster-Virus ausgelöst, der auch für Windpocken verantwortlich ist. Gürtelrose kann bei Menschen, die bereits Windpocken hatten, später als Zweiterkrankung auftreten. Dabei kommt es nach einer Phase von Abgeschlagenheit und Fieber zu einem gürtelförmigen Hautausschlag mit zahlreichen roten Knötchen und Flecken, begleitet von brennenden Nervenschmerzen und Bläschenbildung. Meist ist der Bereich der Lendenwirbelsäule, des Brustkorbs, des Nackens, von Schultern und Armen, seltener auch das Gesicht betroffen.

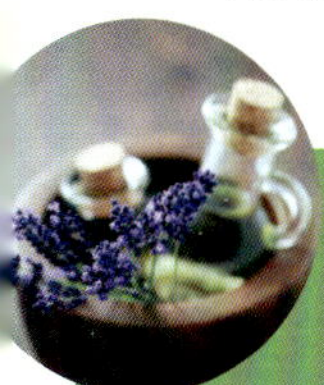

Hautberuhigende Bäder

Neurodermitisgeplagter Haut tut Salz gut. Einfach etwas Meersalz ins Badewasser geben (nicht bei offenen Wunden!). Hilft auch: einen Esslöffel Öl mit einem Viertelliter Milch vermischen und dem Badewasser zusetzen. Mindestens zehn Minuten im Bad verweilen, danach die Haut trocken tupfen und nicht abreiben.

Hilfreiche Hausmittel:
⇨ Bockshornkleeauflage (s. S. 78) ⇨ Holunderbeersaft (s. S. 118)
⇨ Rote-Bete-Saft äußerlich (s. S. 114) ⇨ Weißkohlwickel (s. S. 124)

Akne

Die Entstehung von Akne geht auf eine Überproduktion von Talg in den Talgdrüsen zurück. Der Talg staut sich an, es bilden sich verstopfte Poren und infolgedessen Mitesser und Pickel. Die verstopften Talgdrüsen entzünden sich bakteriell und es entstehen Pusteln. Meist betrifft die Akne das Gesicht, aber auch Rücken und Brust können befallen sein. Oft ist die übermäßige Talgproduktion hormonbedingt und tritt bei Jungendlichen in der

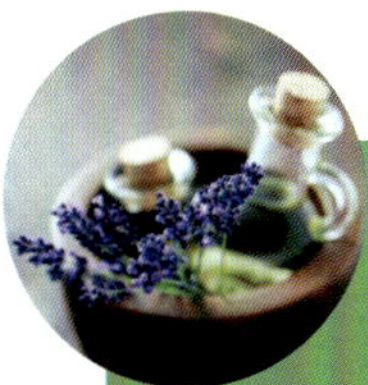

Weitere Hausmittel gegen Juckreiz

Durch das Auftragen von Pasten aus Wasser und Backpulver oder aus Essig und Honig wird der Juckreiz gelindert. Beruhigend wirkt etwas kalte Milch, mit der ein kleines Tuch getränkt und für einige Minuten auf die betroffene Stelle gelegt wird.

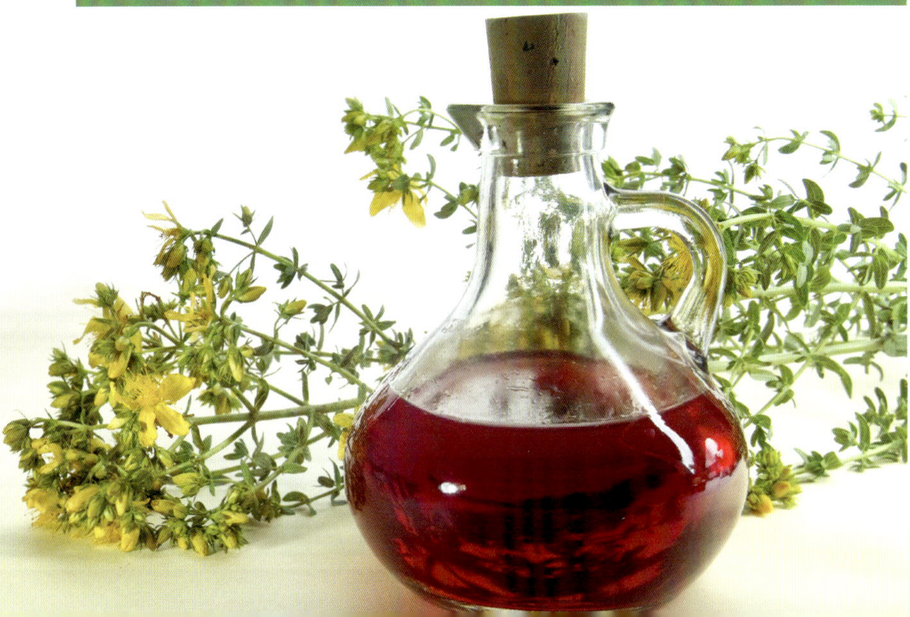

Pubertät auf. Aber auch hautreizende Stoffe, seelische Belastungen oder genetische Faktoren können bei der Entstehung eine Rolle spielen.

Hilfreiche Hausmittel:

⇨ Ringelblumensalbe (s. S. 30 f.) ⇨ Dampfbäder (s. S. 37 f.) aus Salbei, Schafgarbe, Kamille, Johanniskraut und Brennnesseln (s. S. 79) ⇨ Kompressen aus Salbeitee (s. S. 115 f.) und Schafgarbentee (s. S. 117) ⇨ Johanniskrautöl (s. S. 51) ⇨ Huflattichtinktur (s. S. 91)

Furunkel

Die Hauterkrankung kommt durch bestimmt Bakterien zustande, die an den Austrittsöffnungen der Haare (Follikel) Entzündungen hervorrufen. Begünstigt wird dies durch Abwehrschwäche, mechanische Reizung und örtliche Verunreinigung. Der Follikelbereich schwillt an, ist gerötet, mit Eiter gefüllt und schmerzt bei Berührung, Druck oder Reibung. Bei genügender Reife bildet sich Eiter und der Eiterpfropf entleert sich von selbst. Meist bilden sich Furunkel am Nacken, sie können aber auch in den Achselbeugen, im Gesicht, am Gesäß, an Armen und Beinen vorkommen.

Hilfreiche Hausmittel:

⇨ Lavendelöl (s. S. 100) ⇨ Eibischblätterbrei (s. S. 82) ⇨ Leinsamensäckchen (s. S. 101) ⇨ Bärlauchblätterumschlag (s. S. 72) ⇨ Gänseblümchenumschlag (s. S. 86) ⇨ Kamillenblütenumschlag (s. S. 23) bei entzündeten Furunkeln

Warzen

Die Entstehung von Warzen geht meist auf bestimmte Varianten von Papillomaviren zurück, die über kleine Hautschädigungen in die Haut eindringen. Die Viren regen an der befallenen Hautstelle das Zellwachstum an, wodurch schmerzfreie, erhabene Hautveränderungen entstehen. Am häufigsten sind die Gemeinen Warzen, die oft an Händen, Knien und Fußsohlen vorkommen.

Hilfreiche Hausmittel:

⇨ Knoblauch-Kompresse (s. S. 96) ⇨ Ringelblumensalbe (s. S. 30 f.) zur Vorbeugung und Regeneration

Hühneraugen

Hühneraugen sind nach innen wachsende Verdickungen der Hornhaut an den Füßen und entstehen durch starken Druck auf das Hautgewebe beim Tragen zu enger Schuhe. Selten sind sie schmerzhaft oder entzünden sich. Meist sind sie harmlos, können jedoch kosmetisch stören.

Hilfreiche Hausmittel:

⇨ Ringelblumensalbe (s. S. 30 f.) ⇨ Zitronenscheiben oder Zitronensaft (s. S. 125) ⇨ Knoblauch-Kompresse (s. S. 96)

Herpes

Herpes wird durch Herpes-simplex-Viren hervorgerufen. Sie sind weltweit verbreitet. Herpes zeigt sich vor allem im Genitalbereich und an den Lippen und beginnt mit einem kribbelnden und spannenden Gefühl auf der Schleimhaut. Es bilden sich erst juckende, dann schmerzhafte, mit Flüssigkeit gefüllte Bläschen, die dann aufplatzen, verkrusten, eitern und schließlich abheilen. Nach einer Infektion bleibt das Virus in einem Ruhezustand lebenslang im Organismus. Da die Herpesviren auch nach Abheilung noch in den Nervenzellen schlummern, können die Symptome nach einigen Wochen bis einigen Jahren wieder auftreten. Auslöser für einen erneuten Ausbruch können z. B. seelische Belastungen, Ekel, Fieber, hormonelle Veränderungen, Sonneneinstrahlung oder Magen-Darm-Störungen sein.

Hilfreiche Hausmittel:

⇨ Johanniskrautöl (s. S. 51) ⇨ Ringelblumensalbe (s. S. 30 f.) ⇨ Melissensalbe (s. S. 107) ⇨ Knoblauchauflage (s. S. 96)

Fuß- und Nagelpilz

Fußpilz entsteht durch eine Infektion mit Fadenpilzen. Besonders gut breitet er sich in feuchter Umgebung aus, z. B. in verschwitzten Turnschuhen. Häufig tritt er bei Diabetikern auf. Es handelt sich hierbei um eine entzündliche Erkrankung der Fußsohlen und Zehenzwischenräume, die auch auf die Zehennägel übergreifen kann. Es treten Jucken, Rötungen und Schuppungen auf. Betroffene Zehennägel werden dicker, brüchig und zeigen eine gelb-bräunliche Färbung.

Hilfreiches Hausmittel:

⇨ Knoblauchauflage (s. S. 96)

Schürf-, Schnitt- und Stichwunden

Schürfwunden entstehen besonders im Freien, etwa beim Sport oder bei der Arbeit. Stich- oder Schnittwunden kommen häufig im Haushalt vor, z. B. beim Hantieren mit Haushaltsmessern in der Küche.

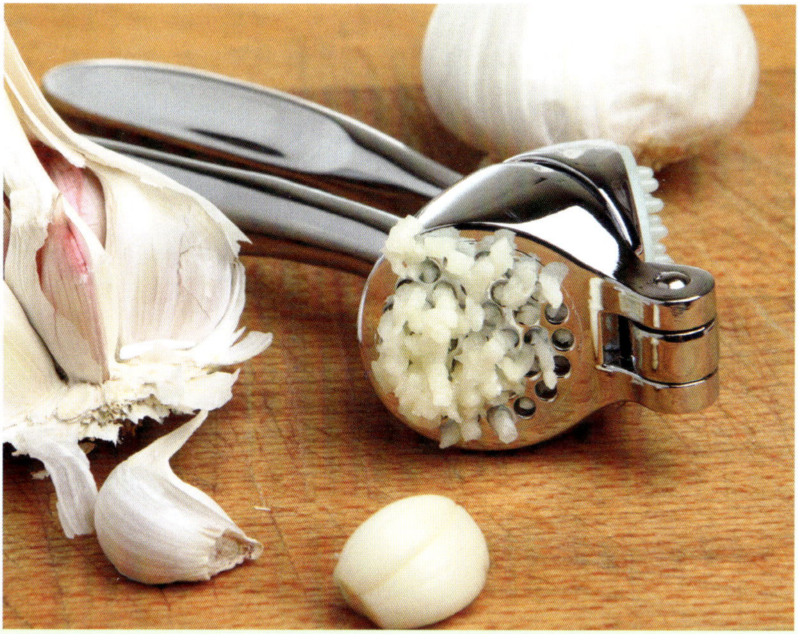

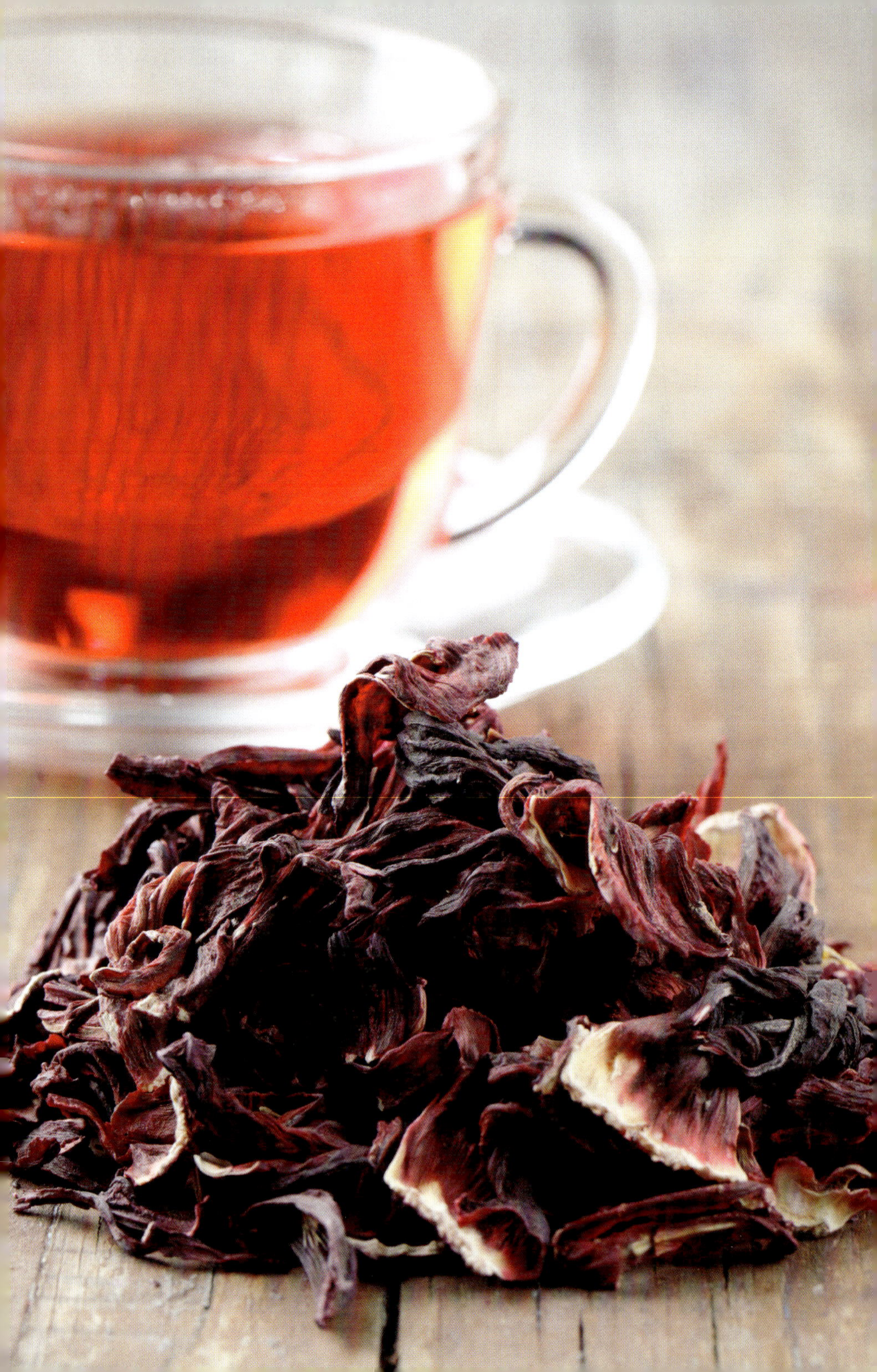

Hilfreiche Hausmittel:

⇨ Spitzwegerichblätterbrei oder -salbe (s. S. 119f.) bei schmerzhaften Schürfwunden ⇨ Ackerschachtelhalmumschlag (s. S. 66) bei nässenden Wunden ⇨ Beinwellsalbe (s. S. 75) ⇨ Kamillenblütenumschlag (s. S. 23), vor allem bei entzündeten Wunden ⇨ Bärlauchblätterumschlag (s. S. 72) bei oberflächlichen Wunden ⇨ Weißkohlwickel (s. S. 124) bei schlecht heilenden Wunden

Verbrennungen

Verbrennungen und Verbrühungen führen zu einer Hautschädigung, z. B. durch Flammen, Wasserdampf, heiße Flüssigkeiten oder elektrischen Strom. Auch Sonnenbrände infolge eines unzureichenden Sonnenschutzes sind dazuzuzählen. Bei leichten Verbrennungen treten Rötungen auf, mittelschwere Verbrennungen gehen mit Bläschenbildung auf der Haut einher und bei schweren Verbrennungen kommt es zu einem Absterben der Haut mit Narbenbildung. Je nach Art und Stärke der Verbrennung macht sich ein Brennen, Jucken oder Schmerzen der betroffenen Stelle bemerkbar.

Hilfreiche Hausmittel:

⇨ Kamillenblütenumschlag (s. S. 23) ⇨ Ringelblumensalbe (s. S. 30 f.) ⇨ Arnikatinkturumschlag (s. S. 70 f.) bei leichten Verbrennungen und Sonnenbrand ⇨ Eichenrindenumschlag (s. S. 83) ⇨ kalter Quarkwickel (s. S. 131) nach einem ausgiebigen Sonnenbad ⇨ Eibischteewaschung (s. S. 82) ⇨ Holunderblütensalbe (s. S. 118) bei Sonnenbrand

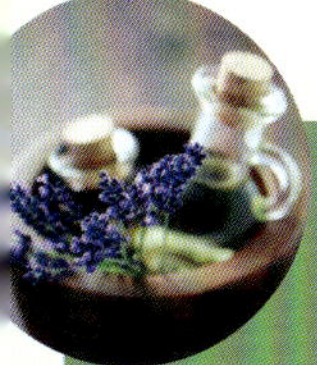

Natürlicher Wundverband

Honig ist ein natürlicher Wundverband, der die Wundheilung wirkungsvoll unterstützen kann und vor Bakterien schützt. Einfach auf die Wunde auftragen.

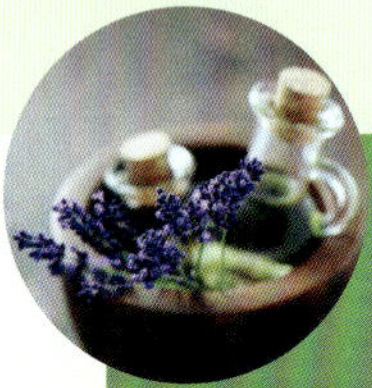

Vorsicht!

Stiche im Mundraum können zu lebensbedrohlichen Schwellungen führen. In diesem Fall sowie bei allergischen Reaktionen ist eine sofortige notärztliche Behandlung nötig. Auch bei Zeckenbissen ist Vorsicht geboten, denn hierdurch können schwere Erkrankungen wie Borreliose oder die Frühsommer-Meningo-Enzephalitis (FSME) übertragen werden.

Insektenstiche

Mücken, Bremsen und Zecken ernähren sich von Blut, Bienen und Wespen stechen normalerweise nur, wenn sie sich bedroht fühlen. Durch die beim Stich abgesonderten Insektengifte kommt es an der Einstichstelle zu Brennen bzw. Jucken und Schwellungen, teils auch zu Rötungen.

Hilfreiche Hausmittel:

⇨ Spitzwegerichsaft und -salbe (s. S. 119f.) ⇨ Lavendelöl (s. S. 100) ⇨ Zwiebeleinreibung bei Wespenstichen (s. S. 99)

Übermäßiges Schwitzen

Eine übermäßige Schweißbildung weist meist auf eine Störung des Organismus hin. Dies kann z. B. bei Hormonstörungen oder einer Veränderung der Hormonverhältnisse der Fall sein, etwa in der Pubertät, in der Schwangerschaft oder in den Wechseljahren. Aber auch Stoffwechselstörungen, chronische Krankheiten und fiebrige Infekte, bestimmte Medikamente, Stress und Aufregung, übermäßiger Alkoholgenuss, Übergewicht, Kreislaufprobleme, Mineralstoffstörungen oder Eiweißmangel können Ursachen sein.

Hilfreiche Hausmittel:

⇨ Salbeitee (s. S. 115f.) ⇨ Salbeiwaschungen (s. S. 63) ⇨ Eichenrindenbadezusatz (s. S. 60) bei Fußschweiß ⇨ Kamillenbad (s. S. 25) ⇨ Apfelessigwaschung (s. S. 63)

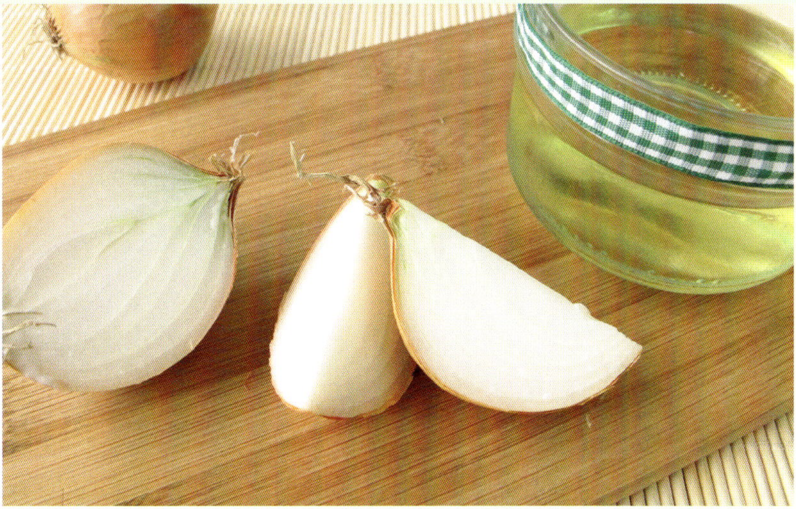

Haarausfall

Verstärkter Haarausfall kann verschiedene Ursachen haben. Bei Männern ist er oft erblich bedingt und nimmt mit dem Alter zu. So wird beispielsweise der kreisrunde Haarausfall durch eine genetisch festgelegte Überempfindlichkeit auf das männliche Sexualhormon Testosteron verursacht. Aber auch Mineralstoffmangel oder eine gestörte Verdauungsfunktion können dafür verantwortlich sein. Bei Frauen stecken häufig Eisenmangel oder hormonelle Veränderungen wie etwa in den Wechseljahren, nach der Entbindung oder durch die Antibabypille dahinter. Auch Stress und andere psychische Ursachen können sich mit Haarausfall auswirken.

Hilfreiche Hausmittel:

⇨ Brennnesseltonikum (s. S. 62) ⇨ Birkenblätter-Haarwasser (s. S. 76)

Haarschuppen

Als Auslöser von Schuppen kommen eine erbliche Veranlagung mit beschleunigtem Wachstum der Hornhautzellen, aber auch Ernährungsfehler (z. B. zu fettreiches Essen), Hormonstörungen, Stress oder eine vorübergehende Verringerung der Hautabwehrkraft infrage. Auch vermehrtes Schwitzen, eine sehr trockene Haut sowie ein zur hoher pH-Wert der Kopfhaut können die Schuppenneigung verstärken. Manchmal treten die Schuppen zusammen mit juckender Kopfhaut auf.

Hilfreiche Hausmittel:

⇨ Brennnesseltonikum (s. S. 62) ⇨ Melissentinktur (s. S. 61 f.) ⇨ Apfelessig-Zitronen-Haarwasser (s. S. 125)

Nagelbettentzündung

Nagelbettentzündungen können sich bei einer unsachgemäßen Maniküre entwickeln, etwa durch Verletzungen der Nagelhaut mit einer Schere. Durch kleinste Verletzungen können hierbei Krankheitserreger eintreten. Die Entzündungen sind äußerst schmerzhaft. Seltener kommen auch chronische Nagelbettentzündungen vor, die weniger schmerzhaft sind und auf chronische Stoffwechselerkrankungen hinweisen können.

Hilfreiche Hausmittel:

⇨ Ringelblumensalbe (s. S. 30 f.) bei entzündlicher Reizung des Nagelrands ⇨ Ringelblumenseifenbad (s. S. 110 f.) ⇨ Meerrettich-Honig-Paste (s. S. 106) ⇨ Knoblauchmilch (s. S. 96)

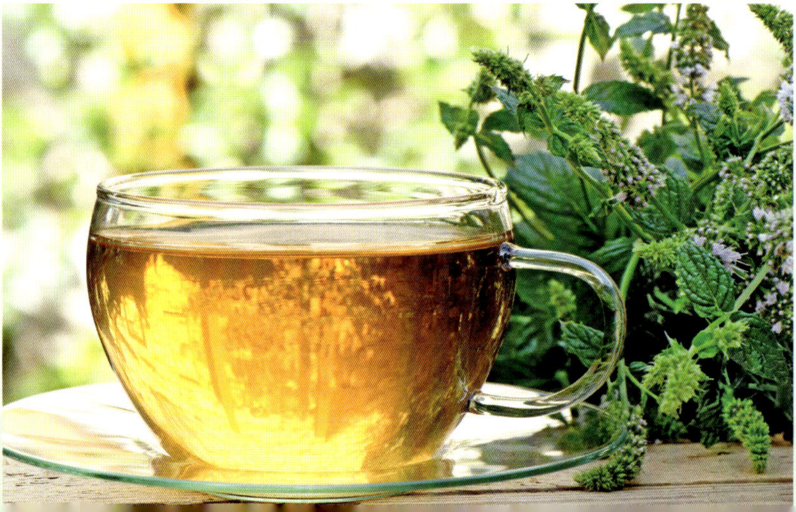

Herz-Kreislauf-System

Aufgabe des Herz-Kreislauf-Systems, das aus dem Herzen und den Blutgefäßen besteht, ist die Versorgung des Körpers mit Blut, das mit Sauerstoff und Nährstoffen angereichert ist. Zudem transportiert das Blut Abfallstoffe des Stoffwechsels zu den Ausscheidungsorganen. Der geregelte Blutkreislauf ist für die Gesundheit unerlässlich. Vom Grad der Durchblutung der Haut ist auch die Wärmeabgabe über die Körperoberfläche abhängig. Herz-Kreislauf-Erkrankungen gehören heute in den Industrienationen zu den häufigsten Beschwerden

Bluthochdruck

Die Ursachen von Bluthochdruck lassen sich häufig nicht eindeutig zuordnen. Allerdings können Bewegungs- und Schlafmangel, Übergewicht, Rauchen und Stress Risikofaktoren für seine Entstehung sein. Auch erhöhte Blutfettwerte, Arteriosklerose und Stoffwechselstörungen wie etwa Diabetes mellitus können Bluthochdruck bedingen. Symptome wie Herzklopfen, Pulsrasen, Sehstörungen, Atemnot, Unwohlsein und Übelkeit, Schwindel und Kopfschmerzen sowie eine erhöhte Blutungsneigung zeigen sich gefährlicherweise meist erst dann, wenn der Blutdruck sehr stark erhöht ist.

Hilfreiche Hausmittel:

⇨ Bärlauchgeist (s. S. 72) ⇨ Rote-Bete-Saft (s. S. 114)

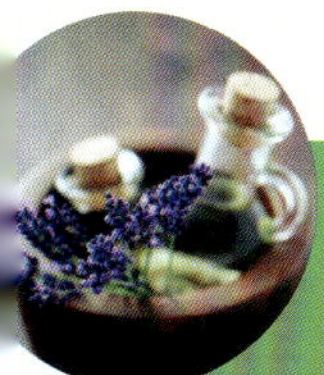

Vorsicht!

Hausmittel lassen sich gut vorbeugend einsetzen, ansonsten muss anhaltender Bluthochdruck (140/90 mmHg und höher) ärztlich behandelt werden. Unbehandelter Bluthochdruck birgt bestimmte Risiken wie z. B. eines Schlaganfalls oder Herzinfarkts.

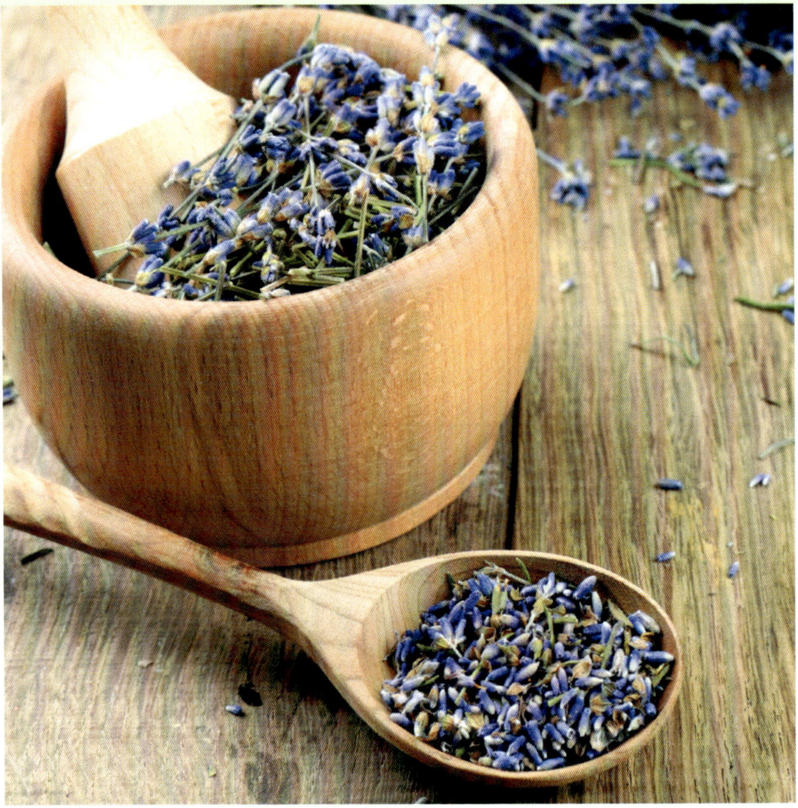

Durchblutungsstörungen

Durchblutungsstörungen können auftreten, wenn die Blutgefäße mit zunehmendem Alter ihre Elastizität verlieren (siehe „Arteriosklerose"), aber auch junge Menschen können zu Durchblutungsstörungen neigen, z. B. durch Bewegungsmangel, eine ungesunde Ernährung oder Nikotin. Auch einige Stoffwechselerkrankungen wie Diabetes mellitus und Krampfadern können derartige Beschwerden verursachen.

Bei verminderter Durchblutung kann es zu Herz-, Bein- und Kopfschmerzen, Engegefühl in der Brust, Konzentrationsschwierigkeiten, Müdigkeit und Schwindel kommen. Die Beschwerden äußern sich oft in kalten Händen und Füßen.

Hilfreiche Hausmittel:

⇨ Lavendelöleinreibungen (s. S. 100) ⇨ Beinwellfußbad (s. S. 26) bei Durchblutungsstörungen der Beine ⇨ Kneippanwendungen (Wechselduschen, Wassertreten etc.) (s. S. 47 f.)

Arteriosklerose

Die Blutbahnen des Körpers sind einem natürlichen Alterungsprozess unterworfen. Durch negative Einflüsse wie mangelnde Bewegung, Rauchen und ungesunde Ernährung sowie dauerhaften Stress kann dieser jedoch auch beschleunigt werden. Dies kann zu Arteriosklerose („Arterienverkalkung") führen. Hierbei verlieren die Blutbahnen nach und nach an Elastizität. An diesen rauen Stellen können sich Ablagerungen bilden. So steht die Arteriosklerose vor allem in Verbindung mit erhöhten Blutfett- und -cholesterinwerten. Fett und Cholesterin lagern sich dabei an den Innenwänden der Gefäße ab, sodass der Innendurchmesser der Gefäße abnimmt. Die Folge sind Durchblutungsstörungen. Am wichtigsten zur Vorbeugung bei einem gesunden Menschen sind Bewegung und eine gesunde Ernährung.

Hilfreiche Hausmittel:

⇨ Bärlauchgeist (vorbeugend) (s. S. 72) ⇨ Siehe „Durchblutungsstörungen" (s. S. 152 f.)

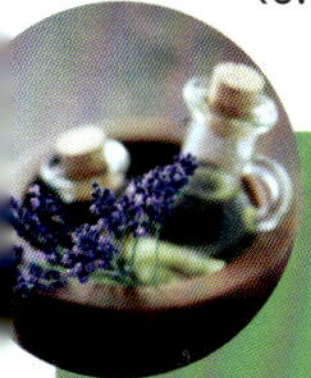

Vorsicht!

Die Arteriosklerose schreitet schleichend voran. Die Gefäßverkalkung kann ganz plötzlich lebensbedrohlich werden, wenn sich in den verengten Arterien Blutgerinnsel bilden, die das Gefäß verstopfen. Arteriosklerose ist daher auch der größte Risikofaktor für einen Herzinfarkt oder Schlaganfall. Bei Anzeichen einer Durchblutungsstörung (siehe Abschnitt „Durchblutungsstörungen") sollte unbedingt ein Arzt aufgesucht werden.

Krampfadern

Krampfadern sind krankhafte Erweiterungen der Venen. Man unterscheidet chronische Krampfaderleiden mit schweren Beinen und Schwellungsneigung und akute Entzündungen einzelner Krampfadern. Sie bilden sich durch angeborene Bindegewebsschwäche in Verbindung mit z. B. einem fortgeschrittenen Alter, Übergewicht, Bewegungsmangel, Nikotingenuss sowie einer hohen Belastung (z. B. Schwangerschaft, stehende Berufe). Sie können auch von Östrogenen (z. B. durch die Antibabypille) beeinflusst werden. Das Blut fließt in den betroffenen Venen langsamer – es kommt zu einem Rückstau. Die Krampfadern zeigen sich dann als bläulich-rote Stränge auf der Haut, meist auf den Beinen. Bei entzündlichen Reizungen kommen auch Schwellungen, Rötungen und Schmerzen vor.

Hilfreiche Hausmittel:

⇨ Fußbäder (s. S. 41) ⇨ Kalter Schenkelguss (s. S. 45) ⇨ Einreibung mit Rosskastanientinktur (s. S. 113) ⇨ Ackerschachtelhalmtee (s. S. 65 f.)

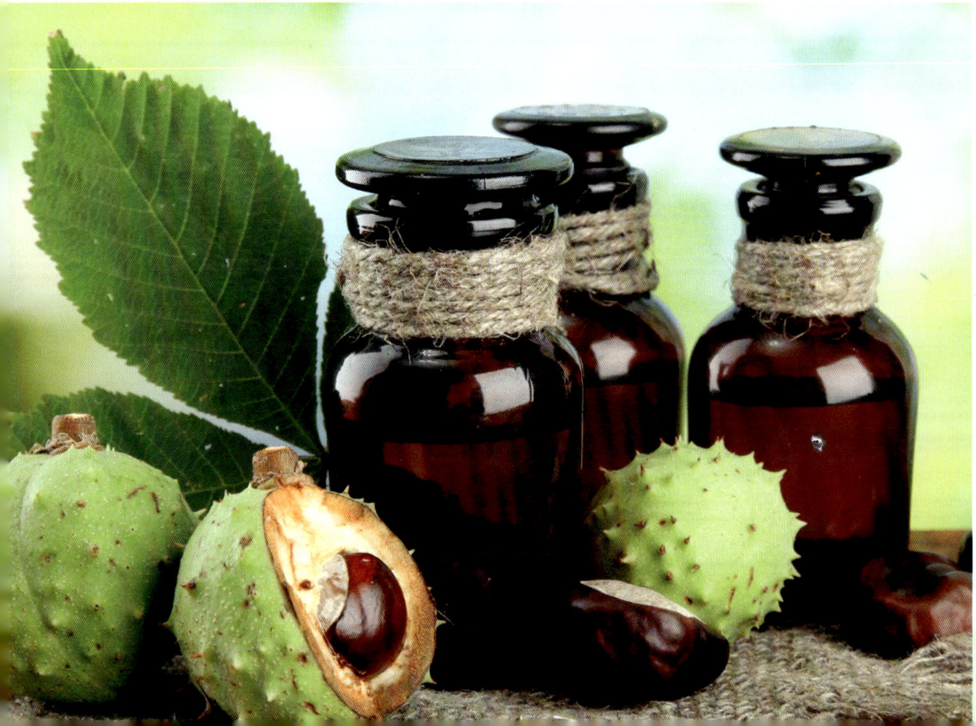

Mund, Magen & Darm

Die Aufnahme und Verarbeitung von Nahrungsmitteln ist für den Organismus von lebenswichtiger Bedeutung. Doch bakterielle Infektionen, Stoffwechselerkrankungen und Funktionsstörungen von Verdauungsorganen beeinträchtigen oftmals die Gesundheit.

Mundschleimhautentzündung

Eine Mundschleimhautentzündung zeigt sich an geröteten, geschwollenen Schleimhäuten, begleitet von einem Brennen, Schluckbeschwerden und Halsschmerzen. Sie wird oft durch Viren, seltener auch durch Bakterien ausgelöst, häufig auch durch eine Reizung oder mechanische Verletzung (z. B. schlecht sitzende Zahnprothesen) oder mangelnde Mundhygiene. Mudschleimhautentzündungen können auch Begleiterscheinungen anderer Krankheiten (z. B. Lungenentzündung) sein. Bei einer Vireninfektion bilden sich kleine Bläschen, die platzen und runde Wundflächen hinterlassen.

Hilfreiche Hausmittel:

⇨ Gurgeln mit Kamillentee (s. S. 94), Basilikumtee (s. S. 73), Salbeitee (s. S. 115 f.) oder Spitzwegerichtee (s. S. 120) ⇨ Gurgeln mit Thymiantee (s. S. 122), mit Ringelblumentee (s. S. 111) oder mit Eibischtee (s. S. 82)

Zahnschmerzen

Ursachen von Zahnschmerzen können bakterielle Entzündungen, Karies oder fehlender Zahnschmelz sowie Beschädigungen der Zähne sein. Oft treten sie mit einer Schwellung des betroffenen Mundbereichs auf. Zahnschmerzen müssen immer ärztlich behandelt werden. Die Zeit bis zum Zahnarztbesuch lässt sich jedoch mit Hausmitteln überbrücken.

Hilfreiche Hausmittel:

⇨ Leinsamensäckchen (s. S. 101) ⇨ Schafgarbenblätter kauen (s. S. 117)

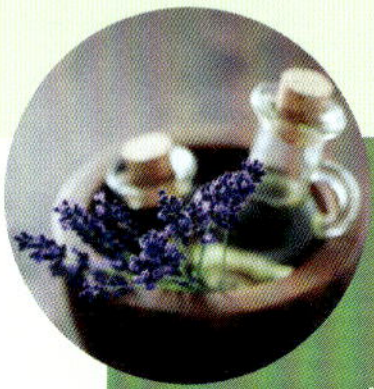

Gewürznelken gegen Zahnschmerzen

Gewürznelken besitzen viele heilkräftige Inhaltsstoffe, darunter vor allem die ölige Substanz Eugenol, die örtlich betäubend und antibakteriell wirkt. Bei Zahnschmerzen können Sie entweder Nelkenöl (Apotheke) mit einem Wattestäbchen auf den schmerzenden Zahn auftupfen oder einfach ein paar Gewürznelken lutschen oder kauen.

Übelkeit und Erbrechen

Erbrechen kann verschiedene Ursachen haben. Häufig sind zu üppiges Essen, ein übermäßiger Alkoholkonsum oder verdorbene Speisen Auslöser. Aber auch als Begleiterscheinung von starken Menstruationsbeschwerden oder Migräne sowie in Form von Schwangerschaftserbrechen kommt es vor. Zudem kann Erbrechen durch eine Störung des Gleichgewichtsorgans bei Schiffs- oder Autofahrten ausgelöst werden. Manchmal ist auch psychischer Stress für das Erbrechen verantwortlich. Meist geht dem Brechreiz ein Übelkeitsgefühl voraus. Bei Magen-Darm-Infekten ist das Erbrechen oft mit Bauchschmerzen, Durchfall und Fieber verbunden. In anderen Fällen können sich Schwäche, Erschöpfung und Zittrigkeit hinzugesellen.

Hilfreiche Hausmittel:

⇨ Haferbrei (s. S. 28) ⇨ Pfefferminztee (s. S. 110) bei Gastritis ⇨ Fenchelfrüchtetee (s. S. 84) bei Verdauungsschwäche ⇨ Kamillentee (s. S. 94) bei Gastritis ⇨ Eibischblättertee (s. S. 82) ⇨ Kümmeltee (s. S. 99) bei Verdauungsschwäche ⇨ Ingwertee (s. S. 92) ⇨ Melissentee (s. S. 106) bei psychischen Ursachen und Schwangerschaftserbrechen

Magenverstimmung (Reizmagen)

Als Magenverstimmung bezeichnet man eine akute Magenschleimhautreizung, die z. B. auf eine ungesunde Ernährungs- und Lebensweise (zu viel Fett, Zucker, Kaffee, Alkohol, Nikotin) zurückgeht. Auch Bewegungsmangel

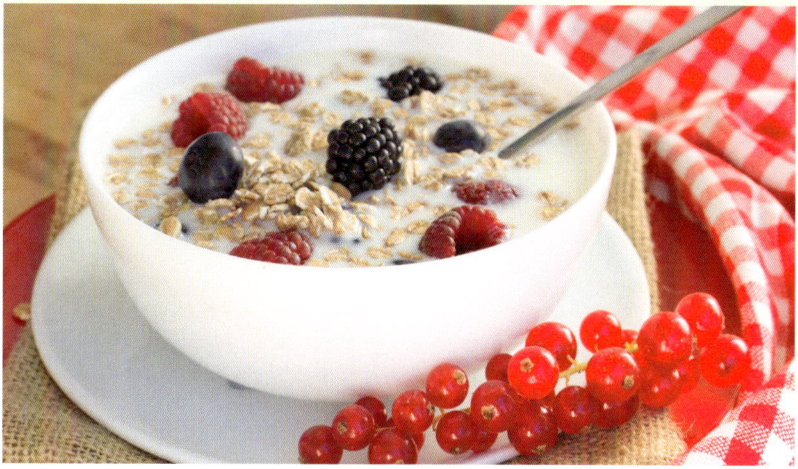

sowie Stress und andere seelische Belastungen können dazu beitragen. Eine Magenverstimmung äußert sich z. B. durch Völlegefühl, Appetitlosigkeit, saures Aufstoßen, Übelkeit, Brechreiz, Blähungen sowie Magendruck und Bauchschmerzen bis hin zu Durchfall.

Hilfreiche Hausmittel:

⇨ Kümmeltee (s. S. 99) ⇨ Fenchelfrüchtetee (s. S. 84) ⇨ Angelikawurzeltee (s. S. 67) ⇨ Lavendeltee (s. S. 100) ⇨ Melissentee bei nervösen Verdauungsstörungen (s. S. 106)

Akute Magenschleimhautentzündung

Eine Magenschleimhautentzündung (Gastritis) kann durch übermäßiges oder unregelmäßiges Essen, verdorbene Nahrungsmittel, zu viel Alkohol oder Nikotin sowie bestimmte Medikamente verursacht sein. Dies kann allmählich dazu führen, dass sich die schützende Schleimhautschicht des Magens ablöst. Eine Magenschleimhautentzündung zeigt sich – häufig nach der Essensaufnahme – mit Aufstoßen, Übelkeit und krampfartigen Oberbauchbeschwerden. Auch Appetitlosigkeit, Durchfall und ein weißer Zungenbelag kommen zuweilen vor.

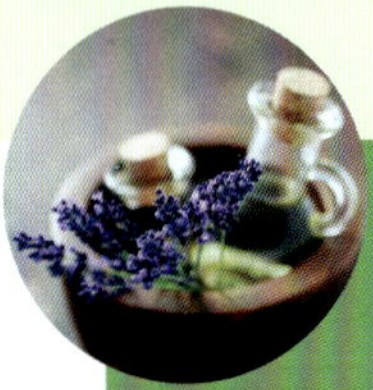

Vorsicht!

Da eine akute Gastritis chronisch werden und sich bis hin zu einem Magen- oder Zwölffingerdarmgeschwür entwickeln kann, sollte sie ärztlich behandelt werden.

Hilfreiche Hausmittel:

⇨ Leinsamenbrei (s. S. 101) ⇨ Schafgarbentee (s. S. 117) ⇨ Melissentee (s. S. 106) ⇨ Weißkohlsaftkur (s. S. 124) ⇨ Ingwertee (s. S. 92)

Reizdarmbeschwerden

Reizdarm ist eine funktionelle Störung, die z. B. auf Umwelteinflüsse und eine ungesunde, stressreiche Lebensweise zurückgehen kann. Auch genetische Faktoren und psychische Belastungen scheinen dabei eine Rolle zu spielen. Hier treten Verdauungsbeschwerden wie Bauchschmerzen, Völlegefühl, Verstopfung, Durchfall (manchmal im Wechsel) und Blähungen auf.

Hilfreiche Hausmittel:

⇨ Leinsamenbrei (s. S. 101) bei Verstopfung ⇨ Pfefferminztee (s. S. 110) ⇨ Kümmeltee (s. S. 99) ⇨ Fenchelfrüchtetee (s. S. 84)

Durchfall

Im Dickdarm findet eine Verdickung des Verdauungsbreis statt, indem ihm Wasser und Mineralien entzogen werden. Verläuft der Verdauungsvorgang

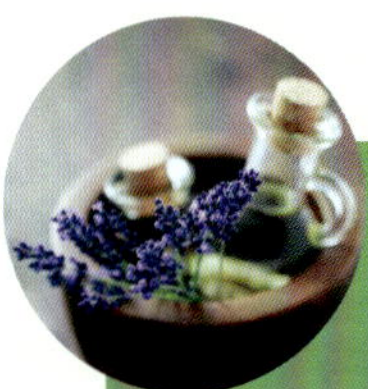

Vorsicht!

Bei Durchfall werden dem Körper Mineralstoffe und Wasser entzogen. Daher kann anhaltender Durchfall den Körper stark schwächen und Kreislaufstörungen verursachen. Größte Vorsicht ist bei Säuglingen und Kleinkindern angeraten.

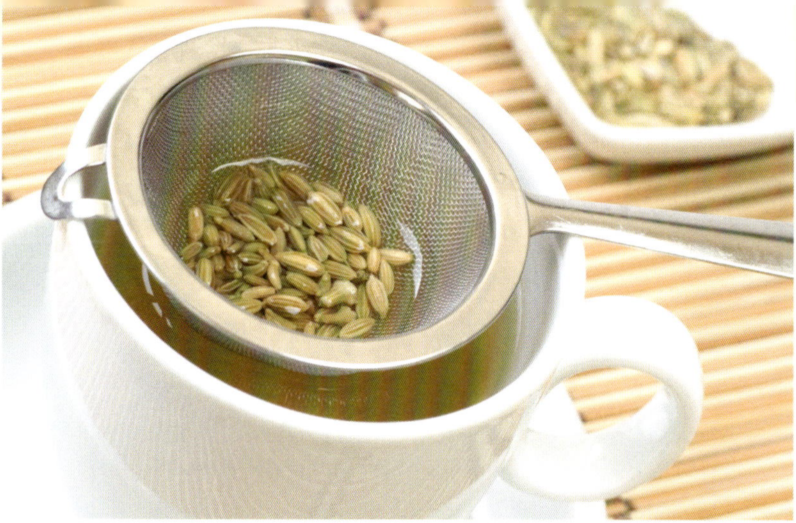

in Magen oder Dünndarm unvollständig oder ist der Dickdarm erkrankt oder gereizt, wird der Verdauungsbrei nicht ausreichend eingedickt und der Stuhl wird flüssig ausgeschieden. Dies kann bei einer Darminfektion durch Viren, Bakterien oder Parasiten der Fall sein, aber auch bei Reizungen und Entzündungen, allergischen Reaktionen, Lebensmittelvergiftungen, bestimmten Medikamenten (z. B. Antibiotika) oder übermäßigem Alkoholgenuss. Auch infolge psychischer Probleme kann Durchfall vorkommen.

Hilfreiche Hausmittel:

⇨ Blutwurztee (s. S. 77) ⇨ Apfel, z. B. gerieben (s. S. 69) ⇨ Fenchelfrüchtetee (s. S. 84)

Verstopfung

Verstopfung bedeutet einerseits eine seltene Stuhlentleerung und andererseits Stuhlverhärtung. Verstopfung kommt z. B. im Zusammenhang mit bestimmten Medikamenten vor. Selten ist sie mechanisch bedingt (z. B. durch Polypen). Bei funktionellen Störungen stehen z. B. Faktoren wie Bewegungsmangel, ballaststoffarme Ernährung, unzureichende Flüssigkeitsaufnahme, oberflächliche Atmung oder seelische Gründe im Vordergrund. Auch in der Schwangerschaft und auf Reisen treten oft Verstopfungen auf.

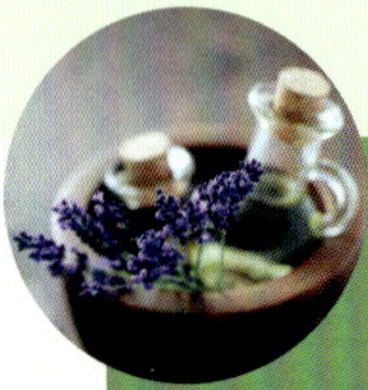

Abführende Nahrungsmittel und Säfte

Ein bekanntes Hilfsmittel bei Verstopfung ist das Trinken von Sauerkraut- oder Pflaumensaft. Auch Trockenfrüchte können bei Verstopfung gegessen werden.

Hilfreiche Hausmittel:

⇨ Leinsamenbrei (s. S. 101) ⇨ Apfel und Apfelessig (ein Esslöffel in einem Glas Wasser zu den Mahlzeiten) ⇨ Sauerampferabführwein (s. S. 116)

Blähungen

Blähungen bilden sich durch Gasansammlung im Darm bei unvollständigen Verdauungsvorgängen. Dies kann z. B. beim Genuss schwer verdaulicher Nahrungsmittel (z. B. Kohl, Vollkornbrot, Bananen) der Fall sein, sie können aber auch durch Nahrungsmittelunverträglichkeiten wie einer Milchzuckerunverträglichkeit entstehen. Außerdem können sie im Zusammenhang mit Krankheiten und Funktionsstörungen wie Gallenproblemen, Reizdarm (s. S. 158) oder Reizmagen (s. S. 156 f.) auftreten sowie bei seelischen Problemen.

Hilfreiche Hausmittel

⇨ Kümmeltee (s. S. 99) ⇨ Anistee (s. S. 68) ⇨ Fenchelfrüchtetee (s. S. 84) ⇨ Basilikumtee (s. S. 73) ⇨ Dillwein (s. S. 81) ⇨ Koriandertee (s. S. 97)

Sodbrennen

Sodbrennen entsteht durch den Rückfluss von saurem Magensaft vom Magen in die Speiseröhre. Durch die Reizung der Speiseröhrenschleimhaut kommt es zu einem brennenden Schmerz hinter dem Brustbein. Häufig geht es mit saurem Aufstoßen einher. Teilweise kommt es auch zu Übelkeit und Völlegefühl. Auch Stress und hastiges Essen oder Funktionsstörungen der säureproduzierenden Magendrüsen können dafür verantwortlich sein.

Hilfreiche Hausmittel:

⇨ Kamillentee (s. S. 94) ⇨ Melissentee (s. S. 106) ⇨ Kümmeltee (s. S. 99) ⇨ Wacholdertee (s. S. 123) ⇨ Liebstöckeltee (s. S. 102) ⇨ Weißkohlsaftkur (s. S. 124)

Seele und Schmerzen

Körper und Psyche stehen in enger Wechselwirkung. Das Gehirn ist über Nervenleitbahnen mit den Körper verbunden. Hier können Störungen Schmerzen hervorrufen. Die seelische Konstitution ist von vielen Faktoren bestimmt wie Umweltbedingungen und biochemischen Vorgängen im Gehirn sowie anderen körperlichen Einflüssen.

Kopfschmerzen

Kopfschmerzen können durch Haltungsfehler und Verspannungen, vor allem im Nacken, bedingt sein. Aber auch im Verlauf einer Erkältung oder bei einem Kater nach Alkohol- und Nikotinkonsum können sie auftreten, ebenso wie bei seelischen Problemen wie Stress oder Schlafmangel. Auch im Rahmen von Wetterfühligkeit oder Erkrankungen wie etwa Stirnhöhlenentzündung oder Bluthochdruck kann es zu Kopfschmerzen kommen. Sie können eigenständig oder zusammen mit anderen Beschwerden wie Augenflimmern, Abgeschlagenheit, Übelkeit oder Erbrechen auftreten.

Hilfreiche Hausmittel:

⇨ Pfefferminzöleinreibung (s. S. 51) ⇨ Lavendeltee (s. S. 100) bei seelischen Ursachen ⇨ Lavendelöl (s. S. 100)

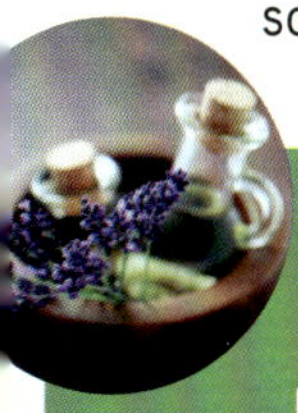

Kälteschock bei Kopfschmerzen

Kälte hilft bei Kopfschmerzen rascher als Tabletten. Tauchen Sie Ihre Finger eine Minute lang in Eiswasser und drücken Sie sie einige Sekunden auf Ihre Augenbrauen. Wiederholen Sie den Vorgang dreimal.

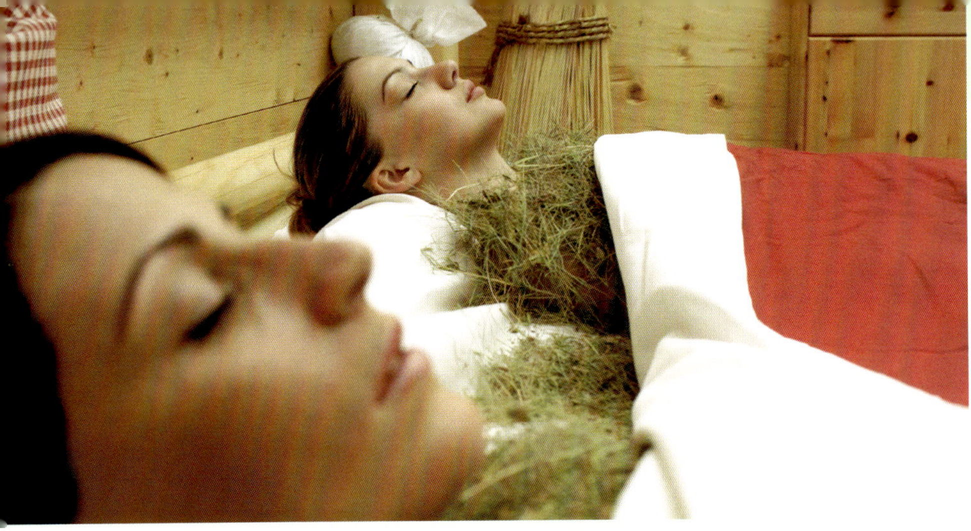

Migräne

Eine Migräne liegt vor, wenn die Kopfschmerzen heftig, wiederkehrend und anfallsweise auftreten sowie länger andauern (vier Stunden bis drei Tage). Oft kommen Übelkeit, Erbrechen, Licht- und Lärmempfindlichkeit sowie Sehstörungen hinzu. Die Ursachen sind nicht abschließend geklärt. Allerdings scheint die Veranlagung vererbbar zu sein. Auch Zusammenhänge mit Nahrungsmittelunverträglichkeit und hormonellen Faktoren bestehen. Als Auslöser kommen Stress, Schlafmangel, Nikotin- und Alkoholkonsum, Wetterfühligkeit, bestimmte Medikamente sowie starke körperliche Belastungen infrage. Oft sind die Schmerzen einseitig, pochend oder pulsierend.

Hilfreiche Hausmittel:

⇨ Pfefferminzöleinreibung (s. S. 51) ⇨ Rosmarinbad (s. S. 112) ⇨ Rote-Bete-Fußwickel (s. S. 114)

Nervenschmerzen

Nervenschmerzen (Neuralgien) breiten sich plötzlich und anfallsweise im Bereich der Nervenbahnen aus und verursachen dort unspezifische Schmerzen. Häufig betroffen sind Hinterkopf, Ohren, Gesicht, Kiefer, Oberarmen und Leiste. Die Schmerzen treten hierbei einseitig mit maximaler

Stärke auf, sind jedoch oft nach wenigen Sekunden wieder verschwunden. Ausgelöst werden diese Attacken oft durch bestimmte Reize wie Wasser, Temperaturwechsel, Berührung oder Bewegung der Gesichtsmuskulatur.

Hilfreiche Hausmittel:

⇨ Pfefferminzöleinreibung (s. S. 51) ⇨ Johanniskrautöleinreibung (s. S. 51) ⇨ Haferstroh-Vollbad (s. S. 88) ⇨ Rosmarinbad (s. S. 112) ⇨ Lindenblütenbad (s. S. 103) ⇨ Meerrettichbreiumschlag (s. S. 106)

Unruhe und Nervosität

Leistungsdruck, Stress und Reizüberflutung führen häufig zu Nervosität mit innerer Unruhe und Anspannung. Auslöser sind belastende Ereignisse wie Prüfungen, öffentliche Auftritte, eine unsichere berufliche Situation oder ein Trennungsgespräch. Auch Überarbeitung, Termindruck und Freizeitstress können zu Nervosität führen. Nervosität kann sich auch in Zittern, Herzrasen, beschleunigter Atmung oder Schweißausbrüchen äußern.

Hilfreiche Hausmittel:

⇨ Baldriantee (s. S. 59 f.), -vollbad (s. S. 71) und -tinktur ⇨ Beruhigungssäckchen (s. S. 53) ⇨ Hopfentee (s. S. 89) ⇨ Melissentee (s. S. 106) ⇨ Johanniskrauttee (s. S. 93) ⇨ Lavendeltee (s. S. 100) ⇨ Basilikumtee (s. S. 73) ⇨ Dillsamen kauen ⇨ Lindenblütenbad (s. S. 103)

Schlafstörungen

Oft kommt es bei Stress und Nervosität auch zu Schlafstörungen. Daneben können auch andere seelische Probleme (z. B. Depressionen, Sorgen, Ängste), bestimmte Krankheiten (z. B. Schlafapnoe, Restless-Legs-Syndrom, Asthma, Herz-Kreislauf-Beschwerden), Medikamente, Schmerzen oder eine ungesunde Lebensweise (Bewegungsmangel, zu viel Kaffee oder Alkohol, unregelmäßige Arbeitszeiten) der Grund für Schlafprobleme sein.

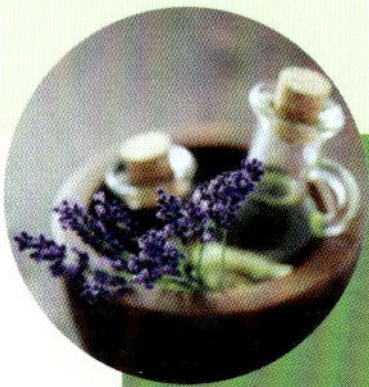

Schlaffördernde Mandelmilch

Erwärmen Sie ein Glas Milch und fügen Sie einen Esslöffel geriebene Mandeln bei. Das Ganze wird mit einem Teelöffel Honig gemischt. Löffeln Sie die Mischung eine Stunde vor dem Schlafengehen langsam aus.

Hilfreiche Hausmittel:

⇨ Anisinhalation (s. S. 38) ⇨ siehe „Nervosität" (s. S. 163)

Angstzustände

Als Angstzustände bezeichnet man eine länger anhaltende und übermäßige Angstentwicklung. Sie können von Begleiterscheinungen wie Schwitzen, Herzrasen, Zittern, Mundtrockenheit, Magen-Darm-Beschwerden, Unruhe, Verspannung, Spannungskopfschmerz, beschleunigter Atmung, Kloß im Hals, Konzentrationsproblemen und Schlafstörungen begleitet sein. Teils kommt es zu Panikattacken, also Phasen plötzlicher, intensiver Angst. Angstzustände haben vielfältige Ursachen, z. B. Existenz- und Versagensängste, körperliche oder seelische Belastungssituationen oder äußern sich durch bestimmte Phobien (z. B. Platzangst, Höhenangst).

Hilfreiche Hausmittel:

⇨ siehe „Nervosität" (s. S. 163)

Depressive Verstimmung

Die Neigung zu depressiven Verstimmungen kann erblich bedingt sein, daneben können bestimmte Ereignisse (z. B. ein Verlust), seelische (z. B. Sorgen, Ängste, mangelndes Selbstvertrauen) oder körperliche Probleme bzw. hormonelle Umstellungen (z. B. nach der Entbindung, in den Wechseljahren) depressive Verstimmungen auslösen. Depressive Verstimmungen äußern sich in Traurigkeit, Antriebs- und Mutlosigkeit, Appetitlosigkeit,

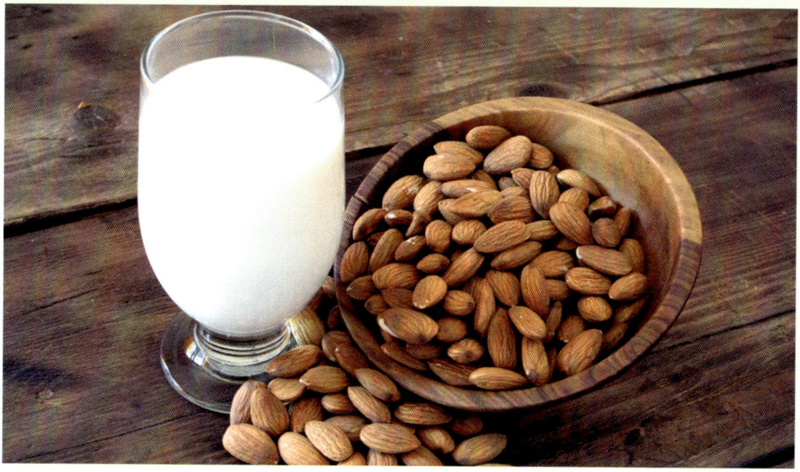

Desinteresse, Müdigkeit, Meidung sozialer Kontakte, Schlaf- und Konzentrationsstörungen. In manchen Fällen schlägt dies auch im Gegenteil in Hyperaktivität um. Auch körperliche Beschwerden wie Kopf- und Rückenschmerzen sowie Verdauungsbeschwerden können hinzukommen.

Hilfreiche Hausmittel:

⇨ Baldriantee (s. S. 59 f.) ⇨ Johanniskrauttee (s. S. 93) ⇨ Melissentee (s. S. 106) ⇨ Lindenblütenbad (s. S. 103) ⇨ Basilikumöl (s. S. 74)

Unterleib

Zum Unterleib gehören die weiblichen und männlichen Geschlechtsorgane und die Harnorgane mit Harnröhre, Blase, Harnleitern und Nieren. Beschwerden können hier besonders unangenehm und schmerzhaft sein.

Blasenentzündung

Blasenentzündungen sind fast immer Folge einer Infektion, vor allem mit Bakterien. Meist sind auch die unteren Harnwege betroffen, manchmal auch die Nieren. Begünstigt wird die Infektion durch falsche Hygiene, eine Unterleibsunterkühlung oder kalte Füße. Blasenentzündungen äußern sich unter anderem durch häufiges, schmerzhaftes und brennendes Wasserlassen mit verringertem Harnabgang. Auch Schmerzen und Krämpfe im Beckenbereich und sogar Fieber können hinzukommen.

Hilfreiche Hausmittel:

⇨ Ackerschachtelhalmtee (s. S. 65 f.) ⇨ Birkenblättertee (s. S. 76) ⇨ Schafgarbentee (s. S. 117) ⇨ Brennnesselblättertee (s. S. 59) ⇨ Liebstöckeltee (s. S. 102) ⇨ Petersilientee (s. S. 108 f.) ⇨ Kürbissamenkur (s. S. 87)

Scheidenentzündung

Scheidenentzündungen gehen auf Infektionen durch Bakterien, Viren oder Pilze zurück. Übertriebene oder mangelnde Hygiene, sexuelle Ansteckung, hormonelle Einflüsse oder Überempfindlichkeit (Seife, Wäsche) können die Ursachen sein. Sie äußern sich in Schmerzen beim Wasserlassen, bei Bewegung und beim Geschlechtsverkehr. Dies ist verbunden mit Juckreiz, oft auch mit Rötung und zunächst mit Feuchtigkeit, später mit Trockenheit im Bereich der Scheide. Vereinzelt treten Bläschen und Pickel auf. Es kann auch zu starkem, teils verfärbtem Ausfluss kommen.

Hilfreiches Hausmittel:

⇨ Salbei-Kamillen-Spülung (s. S. 116)

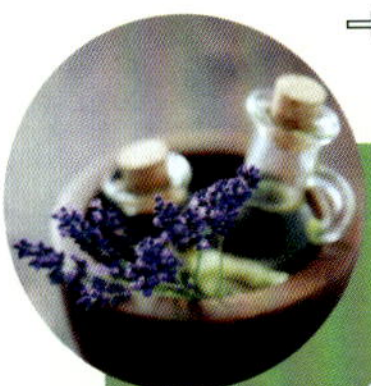

Joghurt-Tampon

Joghurt-Tampons sind ein bewährtes Hausmittel bei leichten Scheidenentzündungen, besonders infolge von Pilzinfektionen. Die Milchsäurebakterien im Joghurt regulieren das Scheidenmilieu und können so zu einer Linderung beitragen. Wichtig ist hierbei, zusatzfreien Naturjoghurt zu verwenden. Tauchen Sie dazu einen frischen Tampon in den Joghurt und führen Sie ihn in Ihre Scheide ein. Nach etwa 30 Minuten wird der Tampon wieder entfernt.

Prostatavergrößerung

Die Prostata (Vorsteherdrüse) ist eine etwa kastaniengroße Drüse unter der Blase, die die Harnröhre umgibt. Infolge der hormonellen Umstellung in mittlerem und höherem Alter vergrößert sich ein Teil der Prostata und kann infolgedessen die Harnröhre einengen. Da der Blasenverschlussmechanismus behindert wird, ist der Harnstrahl schwach, es kommt zu Nachtröpfeln, und beim Urinieren bleibt Restharn in der Blase zurück. Teilweise treten beim Wasserlassen auch brennende Schmerzen auf.

Hilfreiche Hausmittel:

⇒ Brennnesselblättertee (s. S. 59) ⇒ Kürbiskernsamenkur (s. S. 87)

Hämorrhoiden

Hämorrhoiden können sich z. B. bei erblicher Veranlagung im Zusammenhang mit Bindegewebsschwäche und Venenproblemen bilden. Auch langes Sitzen, häufig auftretende Verstopfung und Durchfall sowie Schwangerschaft kommen als Ursachen infrage. Hämorrhoiden entstehen durch krankhaft erweiterte Blutgefäße mit Knotenbildung. Oft zeigen sich die Beschwerden erst, wenn Schmerzen, vor allem beim Stuhlgang, hinzukommen. Auch Afterjucken und -brennen sowie Sitzbeschwerden kommen vor. Gelegentlich weist auch Blut im Stuhl auf das Leiden hin.

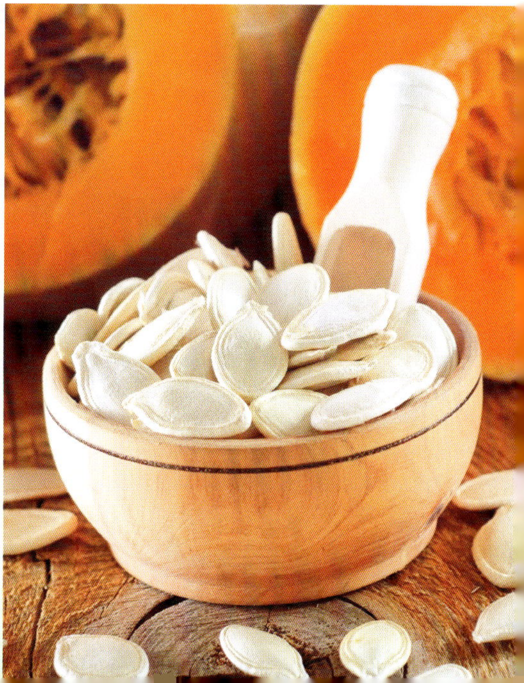

Hilfreiche Hausmittel:

⇒ Ackerschachtelhalmsitzbad (s. S. 66) ⇒ Ringelblumensalbe (s. S. 30 f.) ⇒ Dill-Sitzbad (s. S. 81)

Hausmittel für Schönheit und Wohlbefinden

Hochwertige Kosmetika können recht teuer sein. Zudem sind einige künstliche Inhaltsstoffe nicht gut verträglich, können Hautreizung oder allergische Reaktionen hervorrufen. Dabei kann man sich auch ohne fertige Produkte etwas Gutes tun.

Petersiliengesichtswasser bei unreiner und fettiger Haut

Übergießen Sie eine Handvoll frischer Petersilie mit 100 Millilitern 70 %igem Alkohol in einem Schraubdeckelglas. Fest verschlossen eine bis zwei Wochen stehen lassen. Danach abseihen und mit 300 Millilitern destilliertem Wasser auffüllen. Für die tägliche Gesichtsreinigung verwenden.

Apfelessiggesichtswasser bei unreiner Haut

Mischen Sie Apfelessig und Mineralwasser zu gleichen Teilen und verwenden Sie das Gesichtswasser jeden Morgen und Abend zur Gesichtswaschung oder tupfen Sie es auf die Gesichtshaut (nicht in die Augen gelangen lassen!).

Zitronenmelissenmaske bei Hautunreinheiten

Vermengen Sie eine Handvoll zerkleinerte Zitronenmelisse mit 150 Gramm Joghurt und einem Esslöffel Honig. Tragen Sie die Maske auf das Gesicht auf, lassen Sie sie eine Viertelstunde einwirken und waschen Sie sie ab.

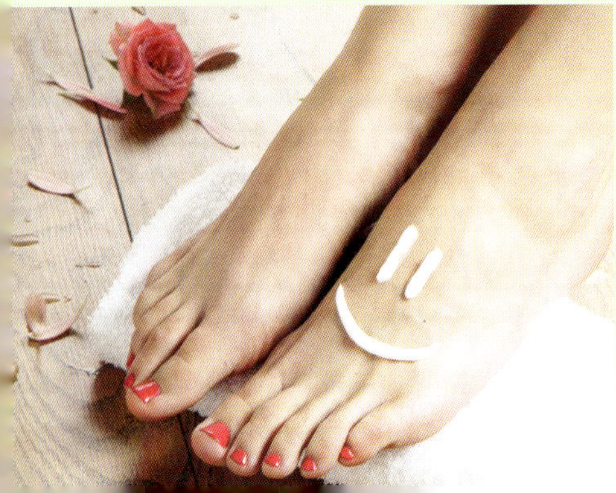

Rosensalbe bei leicht fettender Haut

Erwärmen Sie vorsichtig zwei Esslöffel Rosenblütenblätter (Wildrosen oder Duftrosen) in 200 Millilitern kalt gepresstem Oliven- oder Sonnenblumenöl. Kurz vor dem Kochen vom Herd nehmen und über Nacht stehen lassen. Am nächsten Tag nochmals erwärmen und abfiltern. Dann geben Sie zum Öl 40 Gramm reines Bienenwachs hinzu, lassen es unter Umrühren schmelzen und füllen die noch flüssige Salbe in Tiegel ab.

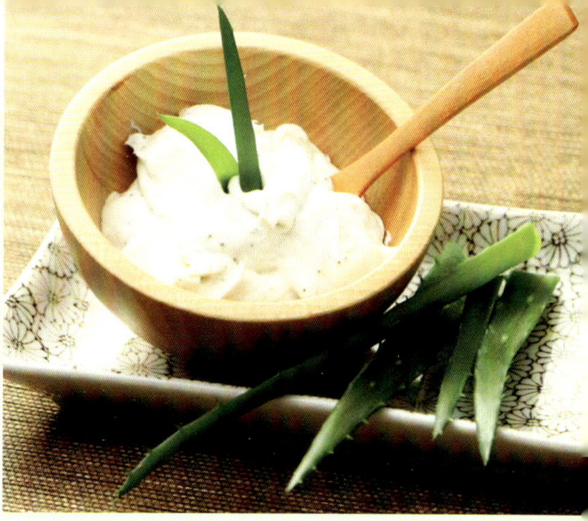

Ringelblumengesichtswasser bei trockener Haut

Geben Sie 50 Milliliter Ringelblumentinktur (s. S. 111) mit 50 Milliliter Rosenwasser (Apotheke) und vier Tropfen ätherischem Lavendelöl in eine Flasche. Das Ganze durch kräftiges Schütteln vermischen und mit etwas Wasser verdünnt zur Gesichtsreinigung verwenden.

Aloe-Vera-Feuchtigkeitsmaske

Entfernen Sie die Außenhaut eines Aloe-Vera-Blatts und drücken Sie das Blatt durch ein feines Sieb. Das so entstandene Gel verrühren Sie mit je einem Teelöffel Honig und Quark, tragen es auf die Haut auf und spülen es nach etwa zehn Minuten Einwirkzeit gut ab.

Apfelmaske bei trockener Haut

Verrühren Sie einen geriebenen Apfel mit einem Esslöffel Honig und einem steif geschlagenen Eiweiß. Tragen Sie die Maske auf und waschen Sie sie nach 15 Minuten Einwirkzeit vorsichtig mit warmem Wasser ab.

Milch-Öl-Vollbad bei trockener, strapazierter Haut

Mischen Sie einen Liter Vollmilch, drei Esslöffel Olivenöl und vier Esslöffel Honig in ein Vollbad. Baden Sie höchstens 20 Minuten darin, anschließend nur trocken tupfen.

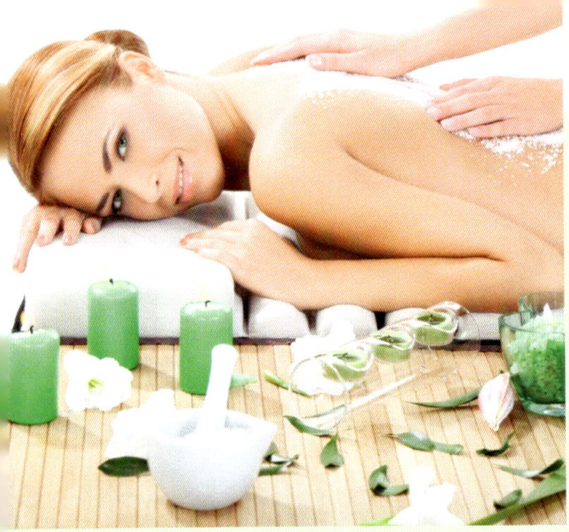

Bananenmaske bei trockener und empfindlicher Haut

Pürieren oder zerquetschen Sie eine reife Banane und vermischen Sie den Brei mit zwei Esslöffeln Sahne. Auf das Gesicht auftragen, zehn Minuten einwirken lassen und mit klarem Wasser abspülen.

Kerbel gegen Falten

Übergießen Sie einen Esslöffel getrocknete Kerbelblätter mit einem Viertelliter kochendem Wasser. Zehn Minuten ziehen lassen, abseihen und vollständig erkalten lassen. Tränken Sie anschließend einen Wattebausch darin und betupfen Sie die Haut damit. Noch wirksamer ist frisch gepresster Kerbelsaft.

Honig für zarte Lippen

Gegen trockene, spröde und rissige Lippen hilft Honig. Einfach abends vor dem Schlafen ein wenig Honig auf die Lippen auftragen und am nächsten Tag wieder abwaschen.

Salz-Milch-Peeling für glatte Haut

Vermischen Sie etwas Salz und Milch zu einer zähen Masse und benutzen Sie die Mischung als Peeling auf rauen Körperstellen. Anschließend gut abwaschen und eincremen.

Kaffeesatz-Packung bei Cellulite

Vermischen Sie fünf Esslöffel Kaffeesatz mit einem Esslöffel Zitronensaft und so viel Buttermilch, dass eine feste, streichfähige Masse entsteht. Tragen Sie diese auf den betroffenen Stellen auf und umwickeln Sie sie mit

Frischhaltefolie. Darüber kommt ein Handtuch. Lassen Sie die Packung 20 Minuten wirken und spülen Sie die entsprechenden Körperstellen ab.

Gurkenscheiben gegen Augenringe und geschwollene Augen

Schneiden Sie von einer frischen Gurke zwei etwa einen Zentimeter dicke Scheiben ab. Legen Sie die Gurkenscheiben dann ca. zehn Minuten auf die geschlossenen Augen.

Teebeutelauflage bei geschwollenen Augen

Geben Sie je zwei Teebeutel mit Schwarz- oder Kamillentee in eine Tasse mit kochendem Wasser, kurz ziehen und abkühlen lassen und lauwarm zehn Minuten lang auf die geschlossenen Augen legen.

Teespülung für seidiges, glänzendes Haar

Übergießen Sie drei Teebeutel Kamillentee für blondes Haar oder Schwarztee für dunkles Haar mit einem Liter kochendem Wasser. Eine Viertelstunde ziehen und abkühlen lassen. Geben Sie den Tee nach dem Haarewaschen in die letzte Spülung. Nicht mehr ausspülen.

Essigspülung für glänzendes Haar

Geben Sie nach dem Haarewaschen eine Mischung aus vier Esslöffeln Essig und einem Liter Wasser in die letzte Spülung. Haare danach nicht mehr ausspülen.

Salbeispülung bei fettigem Haar

Überbrühen Sie einen Teelöffel Salbei mit 250 Millilitern kochendem Wasser. Zehn Minuten ziehen lassen, abseihen und auskühlen lassen. Nach der Haarwäsche ins feuchte Haar und in die Kopfhaut einmassieren und ausspülen.

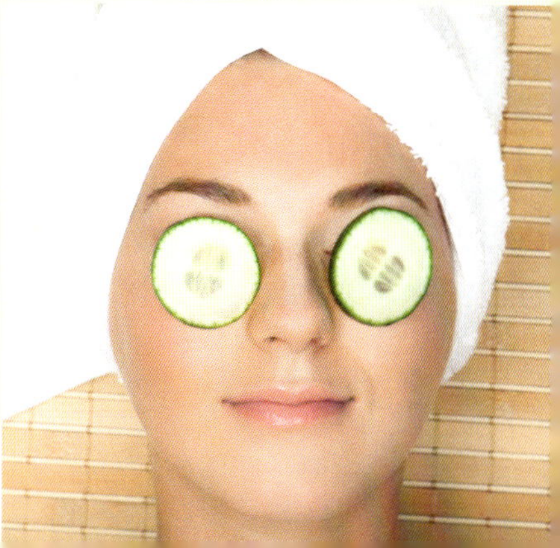

Register

Register der Anwendungen

Register der Heilmittel

Beschwerdenregister

Impressum

Erfahren Sie mehr!

www.garant-verlag.de
ISBN 978-3-7359-1321-0

Komplettproducing: twinbooks, München
Texte: Melanie Goldmann für twinbooks, München
Umschlaggestaltung: Eva Haberland